● 消化の仕組み (14ページ)

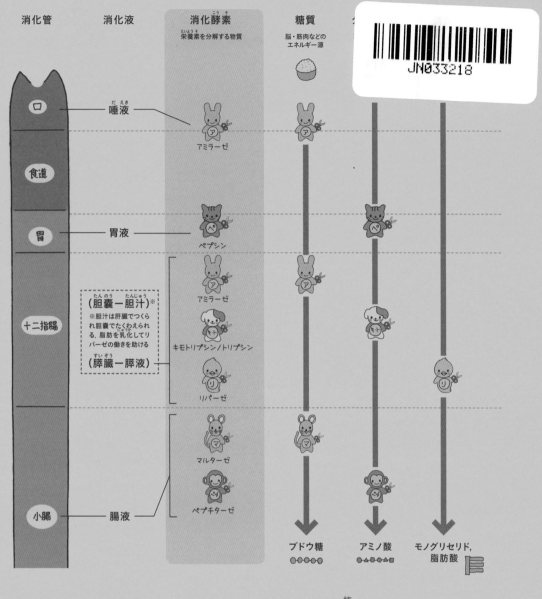

消化管	消化液	消化酵素 栄養素を分解する物質	糖質 脳・筋肉などの エネルギー源		
口	唾液	アミラーゼ ㋐	㋐		
食道					
胃	胃液	ペプシン ㋨	㋨		
十二指腸	(胆嚢ー胆汁)※ ※胆汁は肝臓でつくられ胆嚢でたくわえられる.脂肪を乳化してリパーゼの働きを助ける (膵臓ー膵液)	アミラーゼ ㋐ キモトリプシン/トリプシン ㋖㋣ リパーゼ ㋘	㋐	㋖㋣	㋘
小腸	腸液	マルターゼ ㋭ ペプチターゼ ㋞	㋭	㋞	

ブドウ糖　アミノ酸　モノグリセリド,脂肪酸

● 細胞小器官 (41ページ)

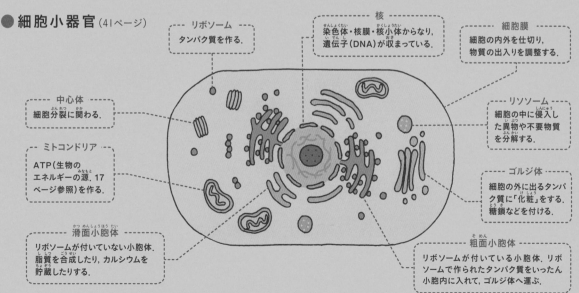

リボソーム
タンパク質を作る.

核
染色体・核膜・核小体からなり,
遺伝子 (DNA) が収まっている.

細胞膜
細胞の内外を仕切り,
物質の出入りを調整する.

中心体
細胞分裂に関わる.

ミトコンドリア
ATP (生物の
エネルギーの源,17
ページ参照) を作る.

リソソーム
細胞の中に侵入し
た異物や不要物質
を分解する.

ゴルジ体
細胞の外に出るタンパ
ク質に「化粧」をする.
糖鎖などを付ける.

滑面小胞体
リボソームが付いていない小胞体.
脂質を合成したり,カルシウムを
貯蔵したりする.

粗面小胞体
リボソームが付いている小胞体.リボ
ソームで作られたタンパク質をいったん
小胞内に入れて,ゴルジ体へ運ぶ.

JN033218

看護初年度

コレダケ

ー生物, 数学, 物理, 化学, ことばー

第1版

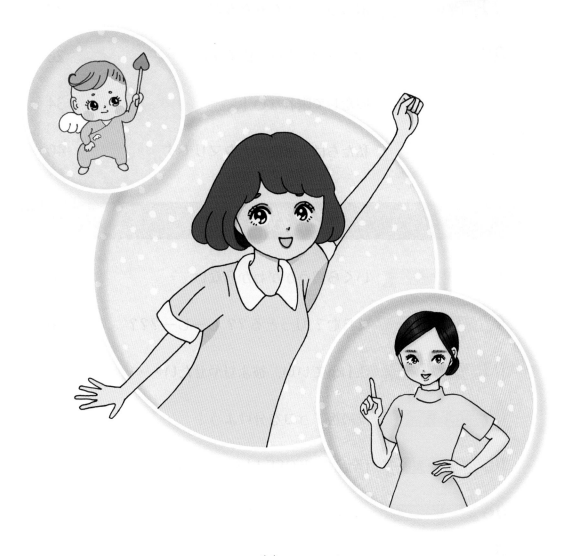

MEDIC MEDIA

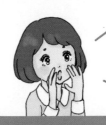

目次 —Contents—

1. 生物

01	消化器	コラーゲン，飲んで美肌に？	12
02	呼吸器・循環器	できれば避けたい遅刻ダッシュ	16
03	泌尿器	おしっこってなんなんだ	22
04	脳・神経	「あつっ！」より先に手が動く	26
05	内分泌	興奮して眠れない！	34
06	細胞	私たちは，細胞のカタマリです	40

2. 数学

01	計算・式	いくら買うかがわからない	50
02	単位	ぐらむ？ りっとる?? しーしー???	56
03	小数	0.1kgでいい，彼よりやせたい・・・	60
04	分数	高級板チョコを分けよう！	64
05	百分率・割合	「全品30％OFF！」って，結局いくら？	70
06	比	え!? 顔の美しさを数字で測れるの??	76
07	速さ	お風呂のお湯があふれちゃう	80

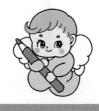

3. 物 理

01 力　2人の距離が近づけば，重い荷物だって平気！　　90

02 力のモーメント　料理を運ぶときは脇をしめて！　　96

03 重心・支持基底面　綱引きでは足を広げて腰を落とす！　　100

4. 化 学

01 原子・分子　ミネラルはアルファベットで表せる！？　　104

02 イオン　電解質がとれる飲み物って何？　　108

03 酸・アルカリ　温泉によってpHが違う？　　112

04 状態変化　氷にもお湯にもなる水のフシギ　　116

5. ことば

01 言葉づかい　注意されるし分からんし　　121

02 用語　覚えておきたいことばや漢字　　126

索　引　　　152

はじめに

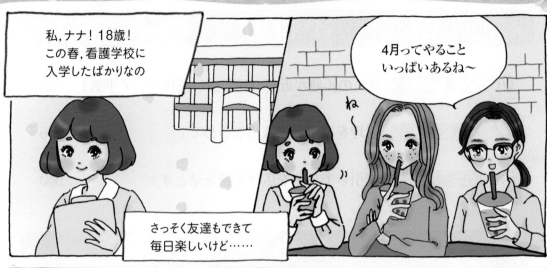

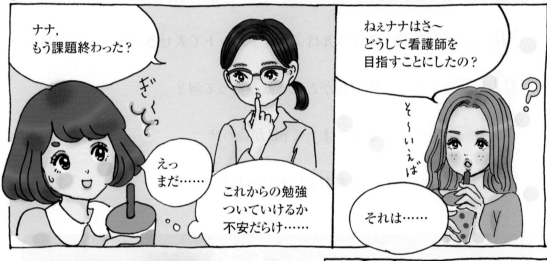

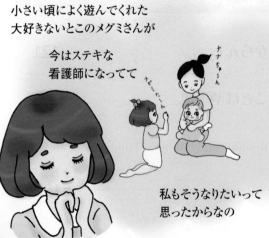

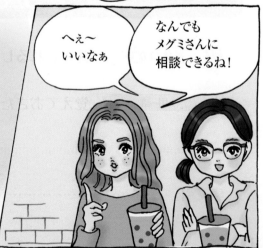

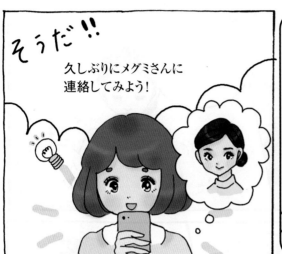

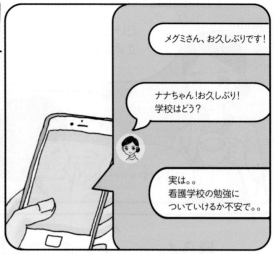

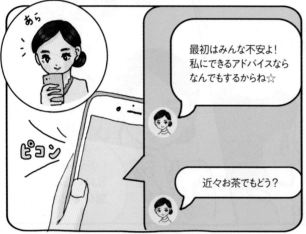

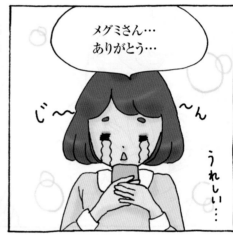

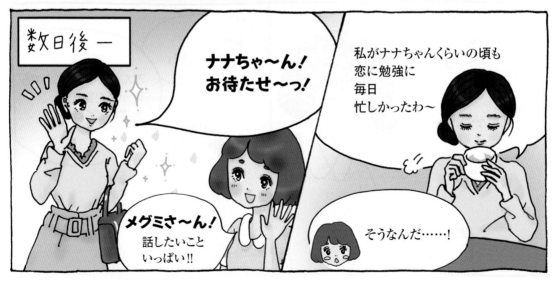

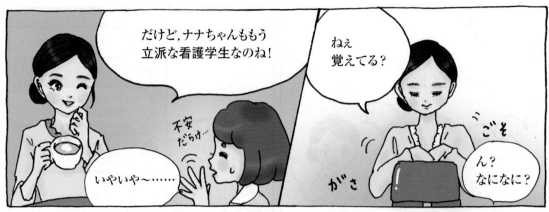

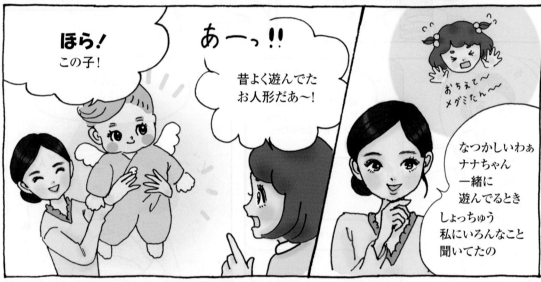

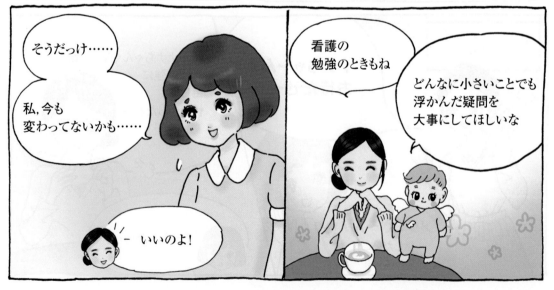

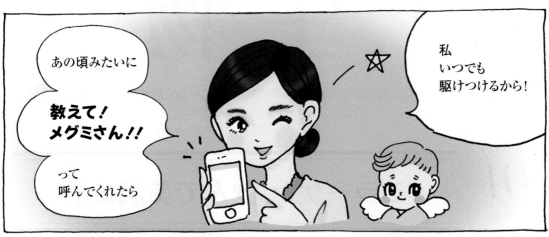

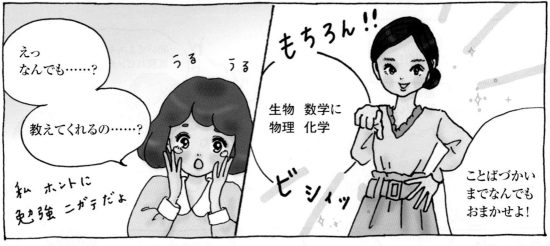

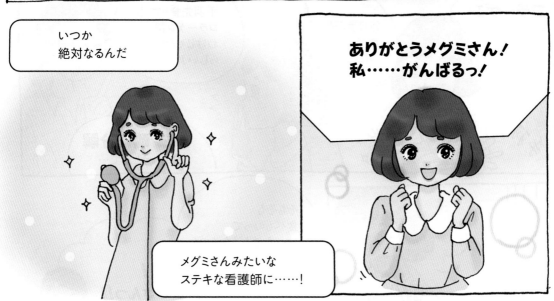

1. 生物

biology
01
消化器

コラーゲン, 飲んで美肌に?

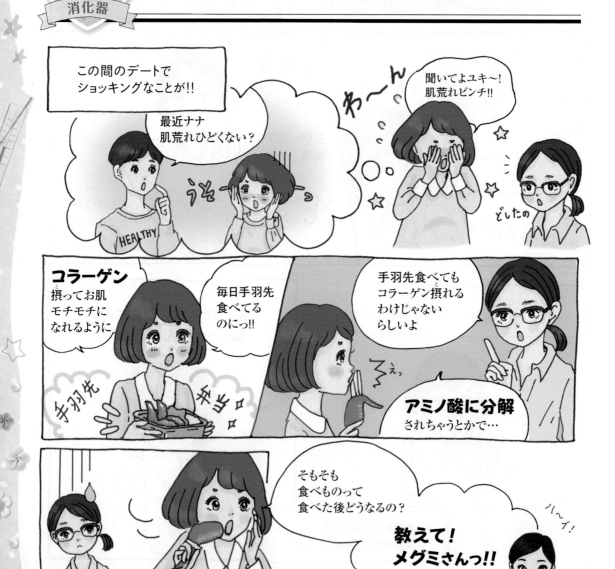

食べた物はからだの中の管（消化管）で
消化，吸収されるのよ．

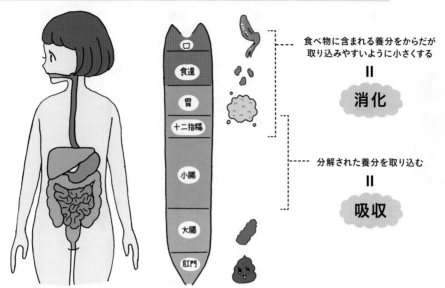

口
食道
胃
十二指腸
小腸
大腸
肛門

食べ物に含まれる養分をからだが
取り込みやすいように小さくする
＝
消化

分解された養分を取り込む
＝
吸収

コラーゲンも消化されてアミノ酸になっちゃうから，
からだの中でコラーゲンとして使われるとは限らないのよ．

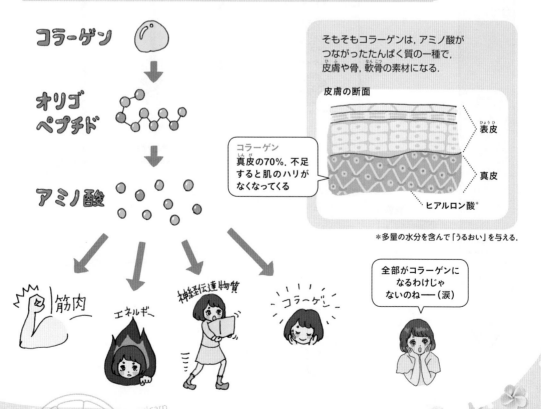

コラーゲン

オリゴ
ペプチド

アミノ酸

そもそもコラーゲンは，アミノ酸が
つながったたんぱく質の一種で，
皮膚や骨，軟骨の素材になる．

皮膚の断面

コラーゲン
真皮の70%．不足
すると肌のハリが
なくなってくる

表皮

真皮

ヒアルロン酸*

*多量の水分を含んで「うるおい」を与える．

筋肉
エネルギー
神経伝達物質
コラーゲン

全部がコラーゲンに
なるわけじゃ
ないのねー（涙）

消化の仕組みをもう少し詳しく見てみよう.

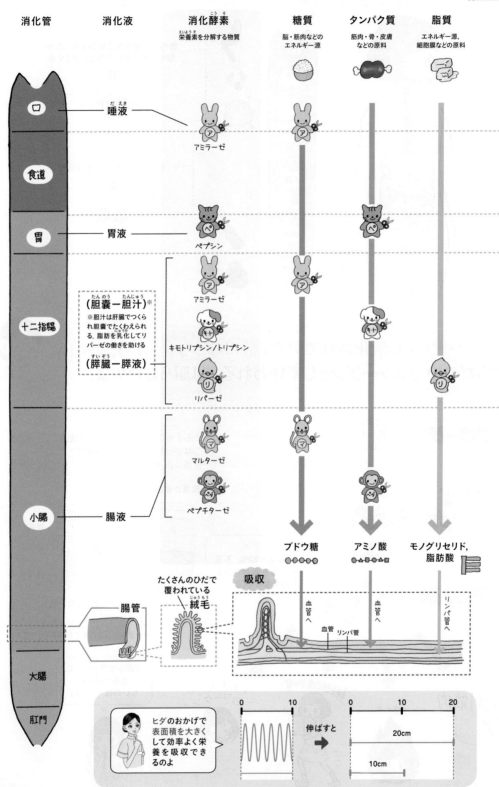

① 食べ物に含まれる養分を身体がとりこみやすいように小さくすることを（　　　　　　）という.

② 分解された養分を取り込むことを（　　　　　　）という.

③ コラーゲンは,（　　　　　　）がつながったたんぱく質の一種である.

④ アミノ酸は,（　　　　）（　　　　　）（　　　　　　）（　　　　　　）などに使われる.

⑤ 唾液には（　　　　　　）が含まれている.

⑥ 胃液には（　　　　　　）が含まれている.

⑦ 膵液には（　　　　）（　　　　　　）（　　　　　　）（　　　　　　）が含まれている.

⑧ 小腸には（　　　　）（　　　　　　）などが含まれている.

⑨ 糖質は（　　　　）（　　　　　　）などによって, ブドウ糖に分解される.

⑩ タンパク質は（　　　　　　）（　　　　　）（　　　　　　）（　　　　　　）によって, アミノ酸に分解される.

⑪ 脂質は（　　　　　　）によって, モノグリセリド, 脂肪酸に分解される.

⑫ （　　　　　　）は脂肪を乳化してリパーゼの働きを助ける.

⑬ （　　　　　　）は糖質・タンパク質・脂質の消化酵素をすべて含んでいる.

⑭ 大部分の栄養素は（　　　　　　）で吸収される.

⑮ 分解されたブドウ糖とアミノ酸は（　　　　　　）へ流れる.

⑯ 分解されたモノグリセリドと脂肪酸は（　　　　　　）へ流れる.

答え：① 消化　② 吸収　③ アミノ酸　④ 筋肉, エネルギー, 神経伝達物質, コラーゲン　⑤ アミラーゼ　⑥ ペプシン　⑦ アミラーゼ, キモトリプシン, トリプシン, リパーゼ　⑧ マルターゼ, ペプチダーゼ　⑨ アミラーゼ, マルターゼ　⑩ ペプシン, キモトリプシン, トリプシン, ペプチダーゼ　⑪ リパーゼ　⑫ 胆汁　⑬ 膵液　⑭ 小腸　⑮ 血管　⑯ リンパ管

◆ スペシャルチャレンジ！ ◆

1 膵リパーゼが分解するのはどれか.（100回午前問題）

　　1. 脂肪　2. 蛋白質　3. 炭水化物　4. ビタミン

2 栄養素と消化酵素の組合せで正しいのはどれか.（99回午後問題27）

　　1. 炭水化物 ― リパーゼ
　　2. 蛋白質 ― トリプシン
　　3. 脂　肪 ― マルターゼ
　　4. ビタミン ― アミノペプチダーゼ

答え：① 1　② 2

できれば避けたい遅刻ダッシュ

biology 02 呼吸器・循環器

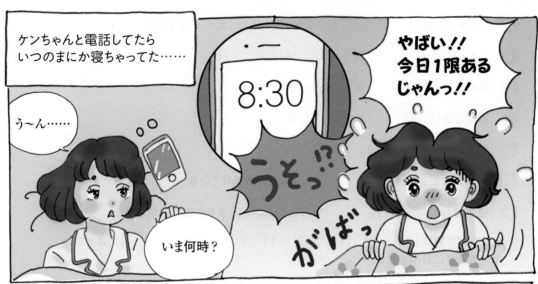

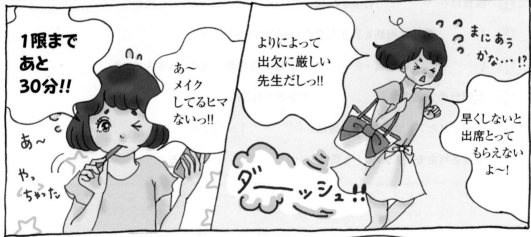

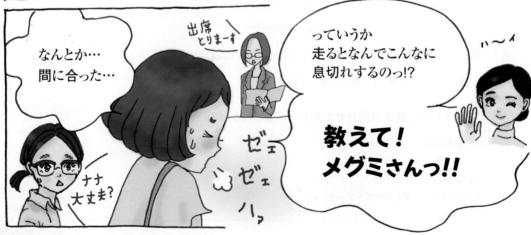

からだを動かすエネルギーを作り出すには,
酸素が必要なの.

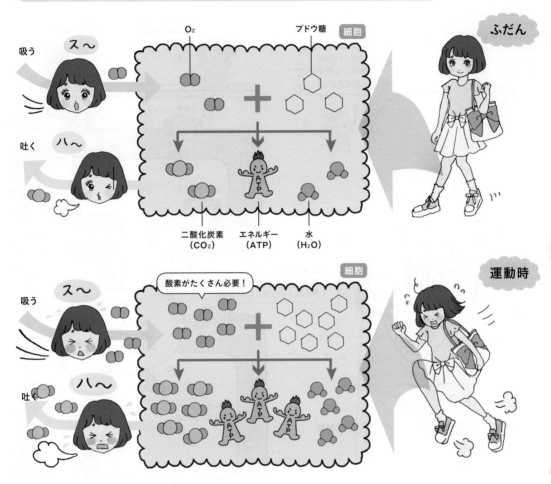

酸素は肺で取り込まれて,二酸化炭素と交換されるのよ.

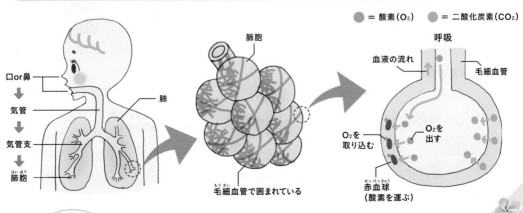

17

> 肺で取り込まれた酸素は血液で全身に運ばれるの.
> 血液は心臓が押し出す力で全身をめぐるのよ.

まず
「動脈がO₂を運び,
静脈がCO₂を運ぶ」と
おぼえるといいでしゅ

「肺だけ動脈と
静脈の役割が逆」
とおぼえよう!

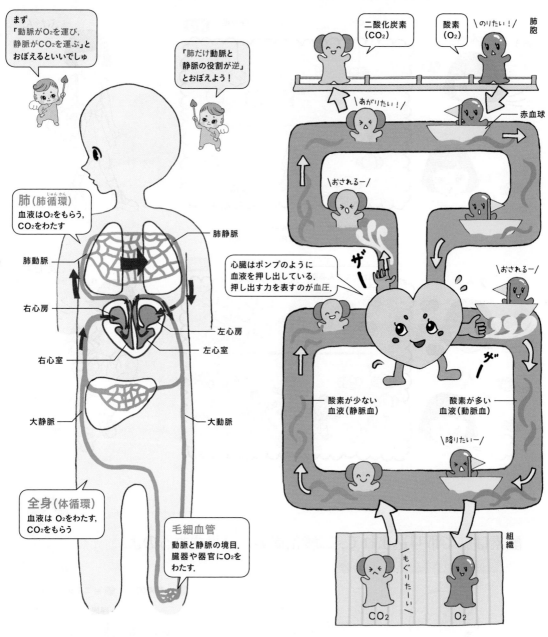

肺(肺循環)
血液は O₂をもらう,
CO₂をわたす

肺静脈
肺動脈
右心房
左心房
左心室
右心室
大静脈
大動脈

心臓はポンプのように
血液を押し出している.
押し出す力を表すのが血圧.

全身(体循環)
血液は O₂をわたす,
CO₂をもらう

毛細血管
動脈と静脈の境目.
臓器や器官にO₂を
わたす.

二酸化炭素(CO₂)
酸素(O₂)
\のりたい!/
肺胞
\あがりたい!/
赤血球
\おされるー/
\おされるー/
酸素が少ない
血液(静脈血)
酸素が多い
血液(動脈血)
\降りたいー/
\もぐりたーい/
組織
CO₂
O₂

血液の流れ

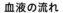

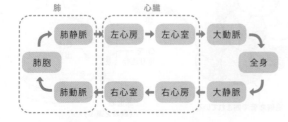

心臓から出る血管が動脈,
心臓に入る血管が静脈.

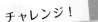

チャレンジ！

① からだを動かすエネルギーを作り出すには（　　　　　　）が必要である.

② 酸素は（　　　　　　）で取り込まれる.

③ 取り込まれたあと,（　　　　　　）と交換される.

④ 肺で血液がO_2をもらいCO_2をわたす循環を（　　　　　　）という.

⑤ 全身で血液がO_2をわたしCO_2をもらう循環を（　　　　　　）という.

⑥ 毛細血管は（　　　　　　）や（　　　　　　）にO_2をわたす.

⑦ 主に,動脈が（　　　　　　）を運び,静脈が（　　　　　　）を運ぶ.

⑧ 肺では,動脈が（　　　　　　）を運び,静脈が（　　　　　　）を運ぶ.

⑨ 酸素が多い血液を（　　　　　　）という.

⑩ 酸素が少ない血液を（　　　　　　）という.

答え：① 酸素（O_2）　② 肺（肺胞）　③ 二酸化炭素（CO_2）　④ 肺循環　⑤ 体循環　⑥ 臓器, 器官　⑦ O_2, CO_2　⑧ CO_2, O_2　⑨ 動脈血　⑩ 静脈血

血液の流れに勢いがあるから, 動脈の壁は厚いのよ. 静脈の血流は勢いがないから, 逆流しないように弁がついているの.

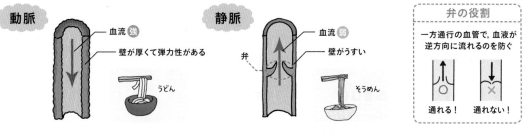

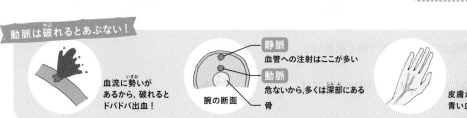

19

血液の中には赤血球・白血球・血小板などの細胞と,
血漿という液体が入っているの.

	赤血球		O₂を運ぶヘモグロビンという物質を含む. 血が赤く見えるのは, O₂と結合したヘモグロビンの色.	運ぶ！
細胞	白血球		細菌などの異物を取り除く.	やっつける！
	血小板		出血したとき, 血液を固める.	固める！
液体	血漿		黄色味がかった中性の液体. 栄養分や不要物などを運ぶ. 血液の約55％を占める.	運ぶ！

心臓の4つの部屋は,
上が「房」,下が「室」,「じょうぼうかしつ」よ！

● ＝ 酸素の多い血液(動脈血)
● ＝ 酸素の少ない血液(静脈血)

"右""左"は,
「患者から見た向き」
なんでしゅ

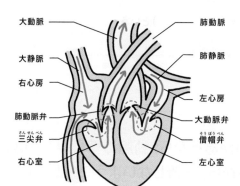

大動脈　肺動脈
大静脈　肺静脈
右心房　左心房
肺動脈弁　大動脈弁
三尖弁　僧帽弁
右心室　左心室

心臓の「ドックン」という音は,
弁が閉じたり開いたりする音
でしゅ. 音で病気の状態がわ
かることがあるんでしゅ

チャレンジ！

❶ 壁が厚く弾力性がある血管は(　　　　　　)である.

❷ 壁がうすく弁がある血管は(　　　　　　)である.

❸ O₂を運ぶヘモグロビンを含む細胞は(　　　　　　)である.

❹ 細菌などの異物を取り除く細胞は(　　　　　　)である.

❺ 出血したときに血液を固める細胞は(　　　　　　)である.

❻ 栄養分や不要物を運ぶ, 血液の液体成分を(　　　　　　)という.

❼ 以下の図の空欄を埋めましょう.

① (　　　　　　)
③ (　　　　　　)
⑤ (　　　　　　)
⑦ (　　　　　　)
⑨ (　　　　　　)
⑪ (　　　　　　)

② (　　　　　　)
④ (　　　　　　)
⑥ (　　　　　　)
⑧ (　　　　　　)
⑩ (　　　　　　)
⑫ (　　　　　　)

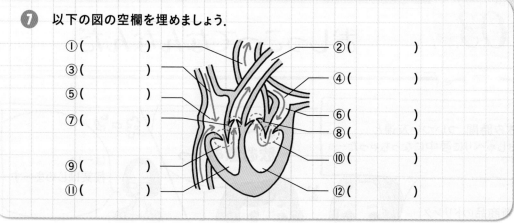

答え：1 動脈　2 静脈　3 赤血球　4 白血球　5 血小板　6 血漿　7 ① 大動脈　② 肺動脈　③ 大静脈　④ 肺静脈　⑤ 右心房　⑥ 左心房　⑦ 肺動脈弁
⑧ 大動脈弁　⑨ 三尖弁　⑩ 僧帽弁　⑪ 右心室　⑫ 左心室

スペシャルチャレンジ！

1 全身からの静脈血が戻る心臓の部位はどれか.（93回午前問題11）

1. 右心房　2. 右心室　3. 左心房　4. 左心室

2 部位と流れる血液との組合せで正しいのはどれか.（95回午前問題11）

1. 肺動脈 ─ 動脈血
2. 肺静脈 ─ 静脈血
3. 右心房 ─ 動脈血
4. 左心室 ─ 動脈血

3 全身に動脈血を送り出すのはどれか.（100回午後問題10）

1. 右心房　2. 右心室　3. 左心房　4. 左心室

4 左心室から全身に血液を送り出す血管はどれか.（103回午前問題24）

1. 冠状動脈　2. 下大静脈　3. 肺動脈　4. 肺静脈　5. 大動脈

5 大動脈に血液を送り出す部位はどれか.（106回午前問題11）

1. 左心室　2. 右心室　3. 左心房　4. 右心房

6 白血球の働きはどれか.（97回午前問題11）

1. 生体防御　2. 血液凝固　3. 酸素の運搬　4. ホルモンの運搬

7 血小板の機能はどれか.（94回午前問題11）

1. 抗体産生　2. 浸透圧調整　3. 酸素の運搬　4. 血液凝固

答え：① 1　② 4　③ 4　④ 5　⑤ 1　⑥ 1　⑦ 4

おしっこってなんなんだ

biology
03
泌尿器

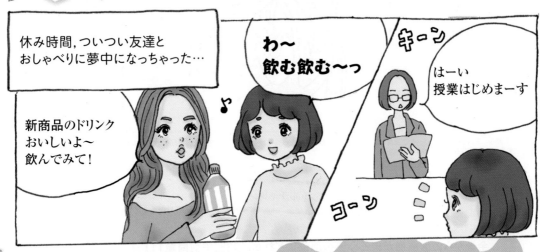

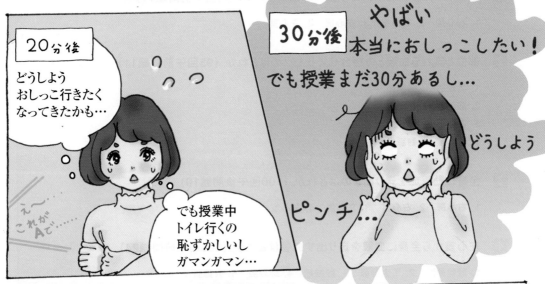

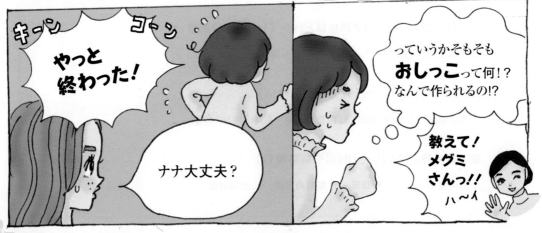

おしっこは，いらないものを捨てたり，
水分量を調節するものなの．

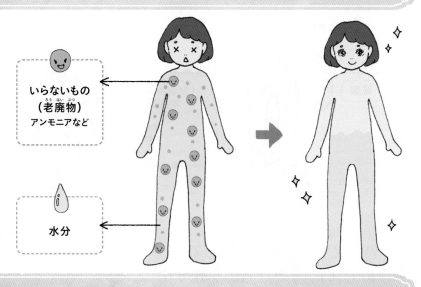

いらないもの
（老廃物）
アンモニアなど

水分

老廃物の代表がアンモニア．
アンモニアは毒性が高いから肝臓で解毒されるの．

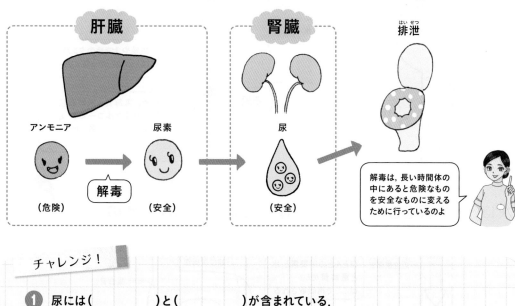

肝臓

腎臓

排泄

アンモニア　　　　　尿素

尿

解毒

（危険）　　　　　（安全）

（安全）

解毒は，長い時間体の
中にあると危険なもの
を安全なものに変える
ために行っているのよ

チャレンジ！

❶ 尿には（　　　　　）と（　　　　　）が含まれている．

❷ 肝臓で，体にとって危険なものを安全なものに
　変えることを（　　　　[A]）という．

❸ アンモニアが[A]されると（　　　　　）になる．

答え：① 水分/老廃物　② 解毒　③ 尿素

おしっこは腎臓で作られるのよ.

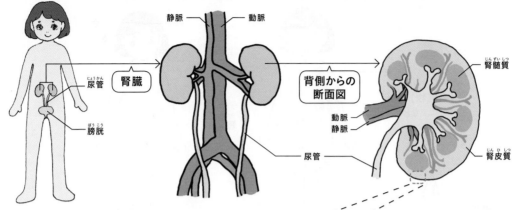

静脈　動脈

尿管

腎臓

膀胱

背側からの
断面図

腎髄質

動脈
静脈

尿管

腎皮質

腎臓では,まずろ過をして,
大きめで体に必要なものを残すの.

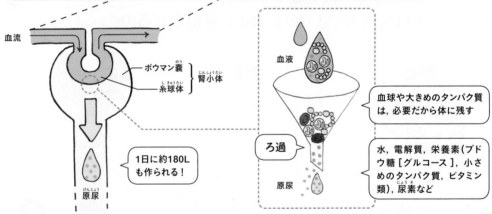

血流

ボウマン嚢
糸球体
腎小体

1日に約180L
も作られる!

原尿

血液

ろ過

原尿

血球や大きめのタンパク質
は,必要だから体に残す

水,電解質,栄養素(ブド
ウ糖［グルコース］,小さ
めのタンパク質,ビタミン
類),尿素など

次に,再吸収をして,小さめで体に必要なものを残すの.

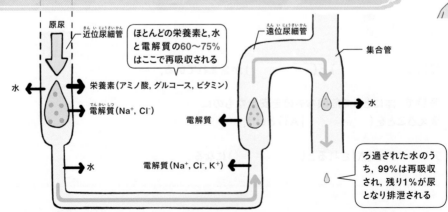

原尿
近位尿細管

ほとんどの栄養素と,水
と電解質の60〜75%
はここで再吸収される

遠位尿細管

集合管

水

栄養素(アミノ酸, グルコース, ビタミン)

電解質(Na⁺, Cl⁻)

電解質

水

水

電解質(Na⁺, Cl⁻, K⁺)

ろ過された水のう
ち,99%は再吸収
され,残り1%が尿
となり排泄される

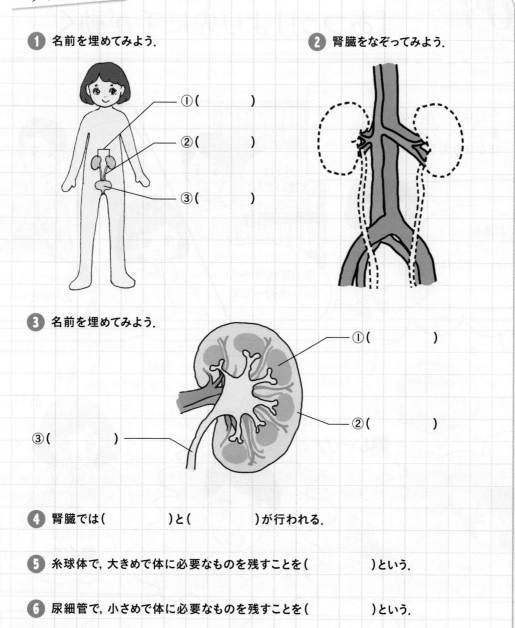

チャレンジ！

① 名前を埋めてみよう.

①(　　　　　)

②(　　　　　)

③(　　　　　)

② 腎臓をなぞってみよう.

③ 名前を埋めてみよう.

①(　　　　　)

②(　　　　　)

③(　　　　　)

④ 腎臓では(　　　　　)と(　　　　　)が行われる.

⑤ 糸球体で, 大きめで体に必要なものを残すことを(　　　　　)という.

⑥ 尿細管で, 小さめで体に必要なものを残すことを(　　　　　)という.

⑦ 大きめで体に必要なものには(　　　　　)や(　　　　　)がある.

⑧ 小さめで体に必要なものには
(　　　　　)(　　　　　)(　　　　　)などの栄養素や
(　　　　　)(　　　　　)(　　　　　)などの電解質がある.

答え：1 ① 腎臓　② 尿管　③ 膀胱　3 ① 腎髄質　② 腎皮質　③ 尿管　4 ろ過,再吸収　5 ろ過　6 再吸収　7 血球,大きめのタンパク質
8 グルコース,アミノ酸,ビタミン/Na⁺,Cl⁻,K⁺

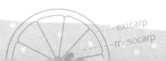

「あつっ!」より先に手が動く

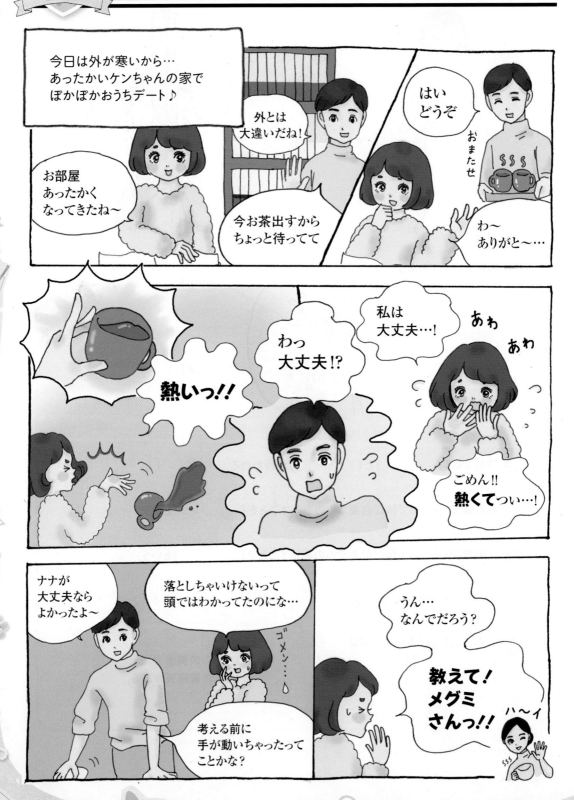

「熱い」「痛い」などの感覚を
どうやって感じているのか説明するわ.

「熱い」「痛い」「重い」など
手や足で受けたすべての感覚は
大脳が受けとっているの

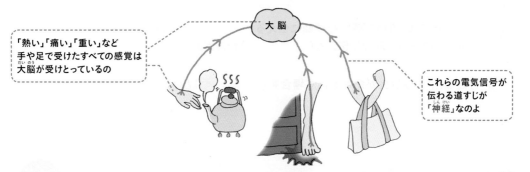

大脳

これらの電気信号が
伝わる道すじが
「神経」なのよ

神経には, 大きく分けて中枢神経と末梢神経の
2種類があるの.

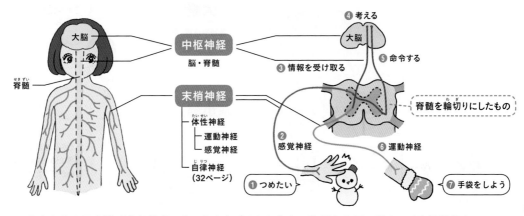

大脳

脊髄

中枢神経
脳・脊髄

末梢神経

体性神経
　運動神経
　感覚神経
自律神経
（32ページ）

④ 考える
大脳
③ 情報を受け取る
⑤ 命令する

脊髄を輪切りにしたもの

② 感覚神経
⑥ 運動神経

① つめたい
⑦ 手袋をしよう

命令を出す司令塔が中枢神経, その命令を受けたり全身の情報を中枢に送るのが末梢神経よ.

考える前に身体が動いてるときは,
いつもと神経の通り道が違うのよ.

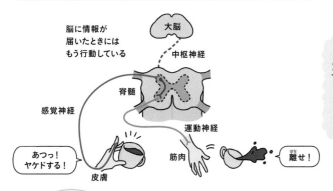

脳に情報が
届いたときには
もう行動している

大脳
中枢神経
脊髄
感覚神経
運動神経
筋肉

あつっ！
ヤケドする！
皮膚
離せ！

体が危険にさらされたときは
大脳ではなく脊髄が命令を出す！

だから頭で考える間もなく
体が動いてしまう
これが「反射」

1 神経は，脳や脊髄などの（　　　　　）神経と，
皮膚や筋肉など身体中に分布する（　　　　　）神経の2つに分けられる．

2 末梢神経には，皮膚の感覚を脊髄に伝える（　　　　　）神経と
脊髄からの命令を筋肉に伝える（　　　　　）神経がある．

3 脊髄など，大脳以外が命令を出す場合を（　　　　　）という．

答え：① 中枢, 末梢　② 感覚, 運動　③ 反射

> 脳や脊髄は，体のいろいろな情報を処理して
> 命令を出しているの．

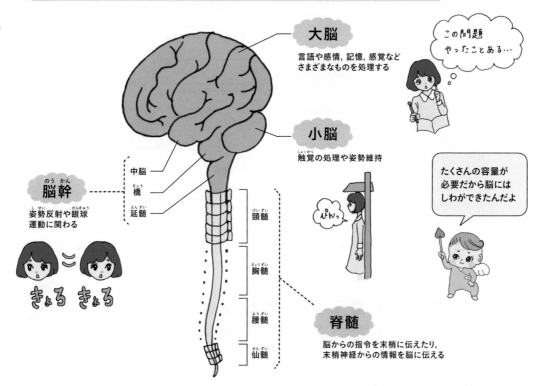

大脳
言語や感情，記憶，感覚など
さまざまなものを処理する

小脳
_{しょっかく}
触覚の処理や姿勢維持

中脳
橋
延髄

脳幹（のう かん）
_{しせい} _{がんきゅう}
姿勢反射や眼球
運動に関わる

きょろ きょろ

頸髄（けいずい）
胸髄（きょうずい）
腰髄（ようずい）
仙髄（せんずい）

脊髄
脳からの指令を末梢に伝えたり，
末梢神経からの情報を脳に伝える

この問題
やったことある…

たくさんの容量が
必要だから脳には
しわができたんだよ

ぴんっ

1 脳は（　　　　　）（　　　　　），脳幹に分けられ，
脳幹は（　　　　　）（　　　　　）（　　　　　）に分けられる．

2 脊髄は（　　　　　）（　　　　　）（　　　　　）（　　　　　）の4つに分けられる．

答え：① 大脳, 小脳　／　中脳, 橋, 延髄　② 頸髄, 胸髄, 腰髄, 仙髄

脳は，皮膚だけじゃなく目や耳・鼻・口からも
感覚を受けとるのよ．

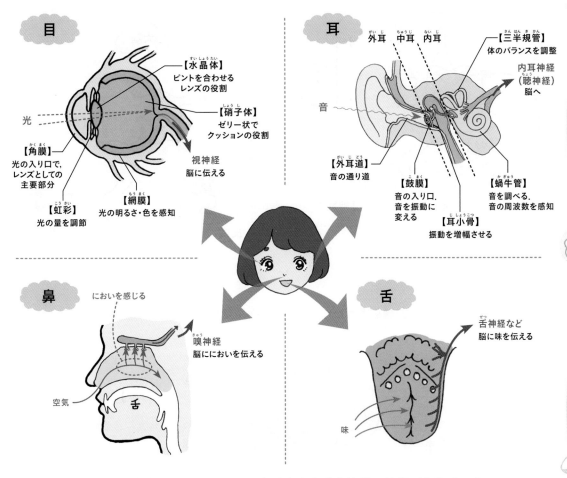

目

【水晶体】
ピントを合わせる
レンズの役割

光

【硝子体】
ゼリー状で
クッションの役割

【角膜】
光の入り口で,
レンズとしての
主要部分

視神経
脳に伝える

【虹彩】
光の量を調節

【網膜】
光の明るさ・色を感知

耳

外耳　中耳　内耳

【三半規管】
体のバランスを調整

内耳神経
（聴神経）
脳へ

音

【外耳道】
音の通り道

【鼓膜】
音の入り口.
音を振動に
変える

【蝸牛管】
音を調べる.
音の周波数を感知

【耳小骨】
振動を増幅させる

鼻

においを感じる

嗅神経
脳ににおいを伝える

空気

舌

舌

舌神経など
脳に味を伝える

味

顔の神経は脳に近いので，脊髄を介さず直接脳に情報が伝わるの！

チャレンジ！

❶ 光が目に入って脳に伝わる感覚を（　　　　　　）という．

❷ 音が耳に入って脳に伝わる感覚を（　　　　　　）という．

❸ 耳は（　　　　）（　　　　）（　　　　）の3つに大きく分けられる．

❹ 舌から脳へ伝わる感覚を（　　　　）という．

❺ 鼻から脳へ伝わる感覚を（　　　　）という．

❻ 皮膚から脳へ伝わる感覚を（　　　　）という．

答え：① 視覚　② 聴覚　③ 外耳,中耳,内耳　④ 味覚　⑤ 嗅覚　⑥ 触覚

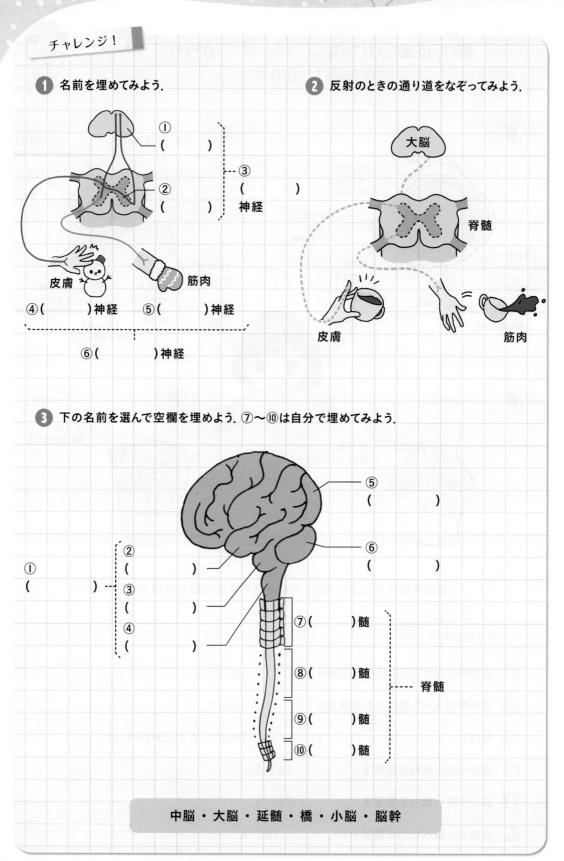

❶ 名前を埋めてみよう.

①
(　　　　)

②
(　　　　)

③
(　　　　)
神経

皮膚　　　　　　筋肉

④(　　　)神経　　⑤(　　　)神経

⑥(　　　　)神経

❷ 反射のときの通り道をなぞってみよう.

大脳

脊髄

皮膚　　　　　　筋肉

❸ 下の名前を選んで空欄を埋めよう. ⑦〜⑩は自分で埋めてみよう.

①
(　　　　)

②
(　　　)

③
(　　　)

④
(　　　)

⑤
(　　　　)

⑥
(　　　　)

⑦(　　　)髄

⑧(　　　)髄

脊髄

⑨(　　　)髄

⑩(　　　)髄

中脳・大脳・延髄・橋・小脳・脳幹

答え：1①脳　②脊髄　③中枢　④感覚　⑤運動　⑥末梢
3①脳幹　②中脳　③橋　④延髄　⑤大脳　⑥小脳　⑦頸　⑧胸　⑨腰　⑩仙

❹ 下の名前を選んで空欄を埋めよう.

①
(　　　　　)
光の量を調節

②
(　　　　　)
光の明るさ・色を感知

③
(　　　　　)
光の入り口

④
(　　　　　)
ピントを合わせる

⑤
(　　　　　)
脳に光情報を伝える

⑥
(　　　　　)
ゼリー状でクッションの役割

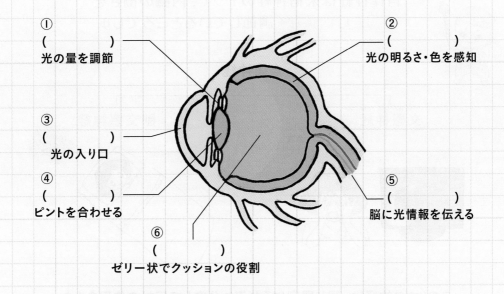

角膜・視神経・網膜・硝子体・虹彩・水晶体

⑦
(　　　　　)
体のバランスを調節

内耳神経

⑧
(　　　　　)
音の通り道

⑨
(　　　　　)
音を振動に変える

⑩
(　　　　　)
振動を増幅

⑪
(　　　　　)
音の周波数を感知

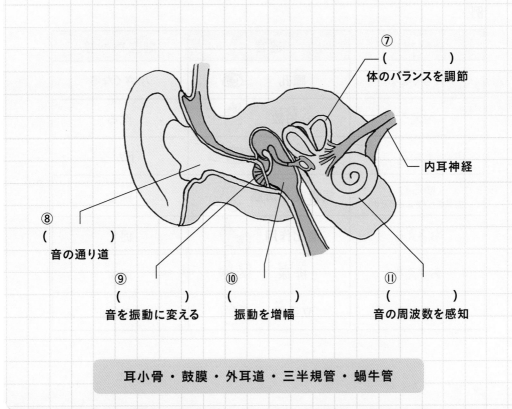

耳小骨・鼓膜・外耳道・三半規管・蝸牛管

答え：4① 虹彩　② 網膜　③ 角膜　④ 水晶体　⑤ 視神経　⑥ 硝子体　⑦ 三半規管　⑧ 外耳道　⑨ 鼓膜　⑩ 耳小骨　⑪ 蝸牛管

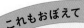これもおぼえて

「自律神経は末梢神経の1つで，内臓の働きを
意思とは関係なく調節しているところでしゅ」

自律神経

交感神経　　　　　　　　　　　　副交感神経

危険
ストレス

リラックス
休憩

この2つの神経は，同じ器官にそれぞれ分布して反対の作用をもち，
各器官の働きに過不足がないように調節している．

例

交感神経	器官	副交感神経
大きくなる	瞳孔 (どうこう)	小さくなる
増える	心拍数 (しんぱくすう)	減る
上がる	血圧	下がる
ゆるむ （空気をたくさん吸うため）	気管支平滑筋 (へいかつきん)	縮む (ちぢ)
おさえる	消化作用	促す (うなが)
おさえる	排尿 (はいにょう)	促す
トリハダ	立毛筋 (りつもうきん)	なし

1 交感神経の興奮によって起こる眼の反応はどれか．（94回午後問題6）

1．明順応　2．散瞳　3．流涙　4．視野狭窄

2 交感神経の緊張状態はどれか．（95回午前問題10）

1．瞳孔の収縮
2．気管支の収縮
3．心拍数の減少
4．末梢血管の収縮

3 副交感神経の作用はどれか．2つ選べ．（99回午前問題82）

1．発汗
2．縮瞳
3．尿量減少
4．心拍数減少
5．消化管運動抑制

4 副交感神経系の作用はどれか．2つ選べ．（100回午後問題84）

1．瞳孔の収縮
2．発汗の促進
3．気管支の拡張
4．唾液分泌の亢進
5．消化管運動の抑制

5 体温の恒常性を保つ中枢はどれか．（101回午前問題26）

1．大脳　2．視床下部　3．橋　4．延髄

6 副交感神経の作用はどれか．2つ選べ．（102回午後問題81）

1．瞳孔の散大
2．発汗の促進
3．心拍数の低下
4．気管支の拡張
5．消化液の分泌亢進

答え：①2　②4　③2.4　④1.4　⑤2　⑥3.5

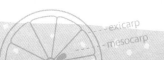

興奮してねむれない!

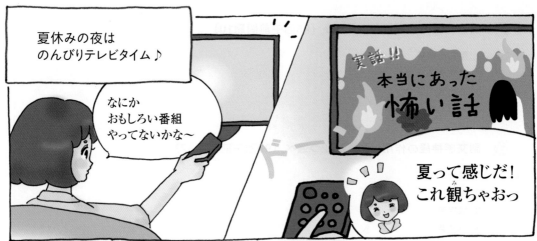

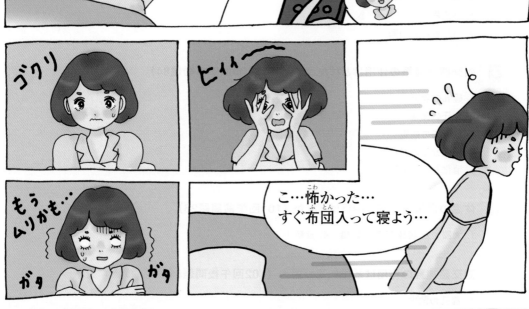

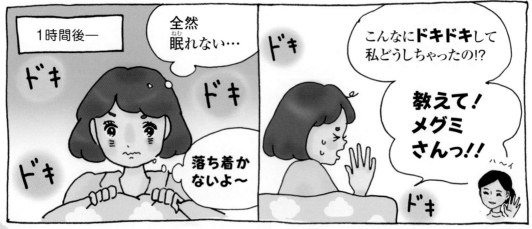

私たちは,体の中の状態を一定に保とうとする「恒常性(ホメオスタシス)」という働きをもっているの.

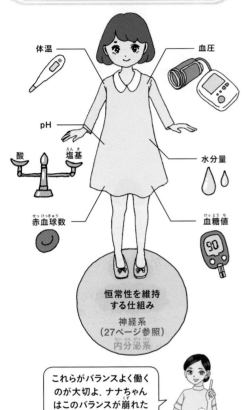

体温

血圧

pH

酸　塩基

水分量

赤血球数

血糖値

恒常性を維持
する仕組み
神経系
(27ページ参照)
内分泌系

これらがバランスよく働く
のが大切よ.ナナちゃん
はこのバランスが崩れた
から眠れないのね.

自律神経系と内分泌系は,協同して働いているわ.

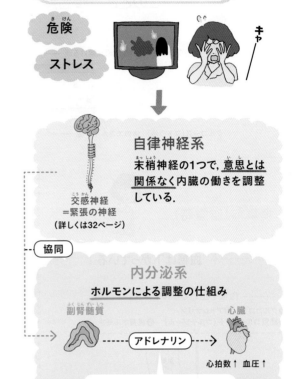

危険

ストレス

キャ

自律神経系
末梢神経の1つで,意思とは関係なく内臓の働きを調整している.

交感神経
=緊張の神経
(詳しくは32ページ)

協同

内分泌系
ホルモンによる調整の仕組み

副腎髄質　　　　　　　　　　　心臓

アドレナリン

心拍数↑ 血圧↑

アドレナリンというホルモンは,
危険に対して身を守るように働く.

ホルモンは,体内で作られ血流に乗って,
ほかの臓器まで届いて作用するの.

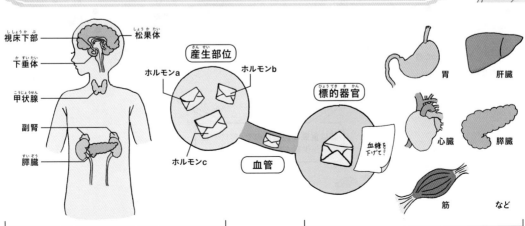

視床下部　　松果体

下垂体

甲状腺

副腎

膵臓

産生部位

ホルモンa　　ホルモンb

ホルモンc

標的器官

血管

血糖を
下げて!

胃　　肝臓

心臓　　膵臓

筋　　など

ホルモンが作られ,分泌される場所
＝
「内分泌腺」

ホルモンが届き,作用する場所
＝
「標的器官」

血糖の調整を例に, ホルモンの働きを見てみよう.
血糖が減ると, 血糖を上げようとするホルモンが働くの.
このときお腹も減っているわ.

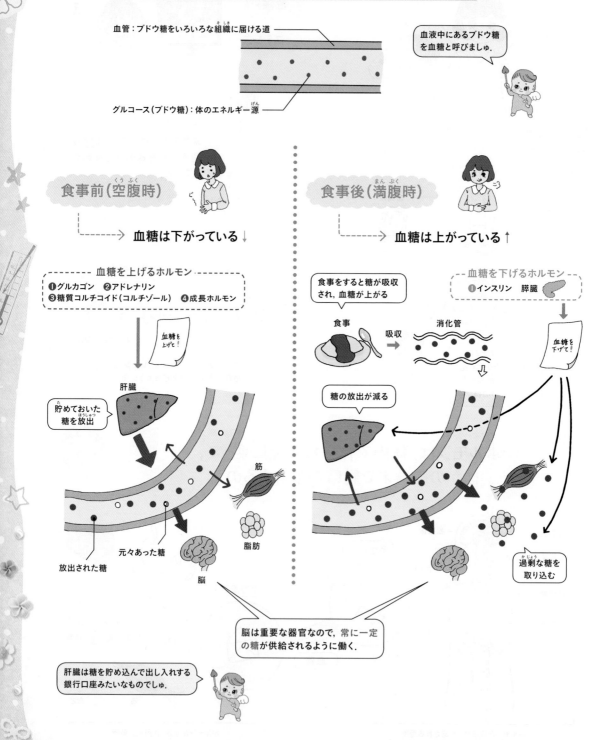

チャレンジ！

① 体内で作られ，血液に乗ってほかの臓器まで届いて作用する手紙のような物質のことを（　　　　[A]）という．

② [A]を作り，分泌する部位のことを（　　　　）と呼ぶ．

③ [A]が届き，作用する部位を（　　　　）と呼ぶ．

④ 体に危険が迫っているときや興奮しているときに分泌されるホルモンの1つに（　　　　）がある．

⑤ 血糖とは（　　　　）に含まれる（　　　　）のことである．

⑥ 血糖値を下げる働きのある唯一のホルモンは（　　　　[B]）である．

⑦ [B]はグルコースを主に（　　　　）（　　　　）などに取り込ませることで血糖値を下げている．

⑧ 運動時は，（　　　　）のグルコース取り込み量が増えるため，血糖値は（　上がる・下がる　）．
そして，（　肝臓・腎臓　）のグルコース放出量が増加する．

答え：① ホルモン　② 内分泌腺　③ 標的器官　④ アドレナリン　⑤ 血液中／グルコース（ブドウ糖）　⑥ インスリン
⑦ 骨格筋，脂肪組織　⑧ 骨格筋／下がる／肝臓

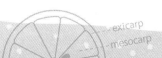

ホルモンは100種類以上あって，
それぞれ分泌される場所と働きが違うの.

代表的なホルモン

部位		ホルモン	作用
脳下垂体	前葉（ぜんよう）	成長ホルモン	成長を促進（そくしん）する.
	後葉（こうよう）	バソプレシン	抗利尿（こうりにょう）作用（さよう）（水の再吸収量を増やして尿量を減らす）
甲状腺		甲状腺ホルモン	血糖値，代謝（たいしゃ）を上げる.
副腎	髄質	アドレナリン（35ページ）	血糖値を上げる. 交感神経系を刺激する（興奮）. 血管を収縮し血圧を上げる.
	皮質（ひしつ）	コルチゾール（36ページ）	ストレス（感染を含む）に対する反応をやわらげる. 免疫反応を弱めてアレルギーなどを改善する.
		アルドステロン	腎臓でNa^+再吸収を促進し血圧を上げる.
膵臓	α細胞（アルファ）	グルカゴン（36ページ）	血糖値を上げる（グリコーゲンを分解する）.
	β細胞（ベータ）	インスリン（36ページ）	血糖値を下げる（血管から糖の取込みを促進し，グリコーゲンを合成する）.
女性 卵巣（らんそう）		エストロゲン	二次性徴（せいちょう）（女子）
男性 精巣（せいそう）		テストステロン	二次性徴（男子）

チャレンジ！

1〜9に当てはまるホルモンの名前を書きましょう.

- 下垂体 ┬ 前葉：(❶　　　　　　　)→成長促進
　　　　　└ 後葉：(❷　　　　　　　)→抗利尿作用

- 甲状腺：(❸　　　　　　　　　)→ほかのホルモンの分泌促進，
　　　　　　　　　　　　　　血糖値上昇，代謝促進

- 副腎 ┬ 髄質：(❹　　　　　　　)→血糖値上昇，興奮
　　　　└ 皮質：(❺　　　　　　　)→Na^+再吸収の促進

- 膵臓 ┬ α細胞：(❻　　　　　　)→血糖値上昇
　　　　└ β細胞：(❼　　　　　　)→血糖値低下

- 精巣：(❽　　　　　　)→二次性徴（男子）

- 卵巣：(❾　　　　　　)→二次性徴（女子）

答え　① 成長ホルモン　② バソプレシン　③ 甲状腺ホルモン　④ アドレナリン　⑤ アルドステロン　⑥ グルカゴン　⑦インスリン　⑧ テストステロン　⑨ エストロゲン

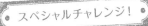
スペシャルチャレンジ!

1 ホルモンを分泌するのはどれか.（98回午前6）

1. 前立腺　2. 子宮　3. 膵臓　4. 肝臓

2 内分泌器官はどれか.（105回午前11）

1. 乳腺　2. 涙腺　3. 甲状腺　4. 唾液腺

3 ストレス下で分泌されるホルモンはどれか.（99回午前2）

1. カルシトニン　2. アドレナリン　3. バソプレシン　4. エリスロポエチン

4 血糖上昇作用があるのはどれか.（94回午後8）

1. カルシトニン　2. プロラクチン　3. バソプレシン　4. アドレナリン

5 腎臓でナトリウムイオンの再吸収を促進するのはどれか.（95回午後12）

1. バソプレシン　2. アルドステロン　3. レニン　4. 心房性ナトリウム利尿ペプチド

6 女性の第二次性徴に最も関与するホルモンはどれか.（97回午前131）

1. オキシトシン　2. エストロゲン　3. アンドロゲン　4. 成長ホルモン

7 副腎皮質ステロイドの作用はどれか.（108回午前25）

1. 体重の減少　2. 血糖の低下　3. 血圧の低下　4. 免疫の促進　5. 炎症の抑制

8 低血糖によって分泌が刺激されるのはどれか.（95回午後8改変）

1. アルドステロン　2. テストステロン　3. グルカゴン　4. インスリン

9 Aさん（39歳，男性，会社員）は，最近口渇が強く，飲水量が増えた．毎日5L以上の水のような薄い排尿があり，夜間に何回も排尿に起きるようになったため病院を受診しホルモン分泌異常を指摘された．原因と考えられるホルモンが分泌される部位はどれか.（104回午前50）

1. 視床下部　2. 下垂体後葉　3. 甲状腺　4. 副腎皮質

答え ①3 ②3 ③2 ④4 ⑤2 ⑥2 ⑦5 ⑧3 ⑨2

私たちは，細胞のカタマリです

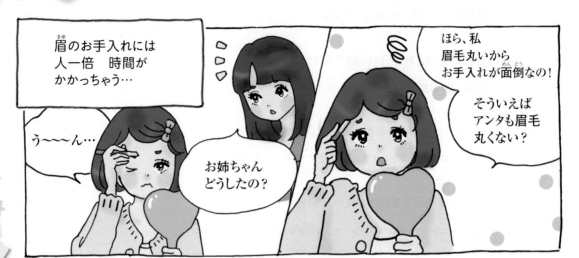

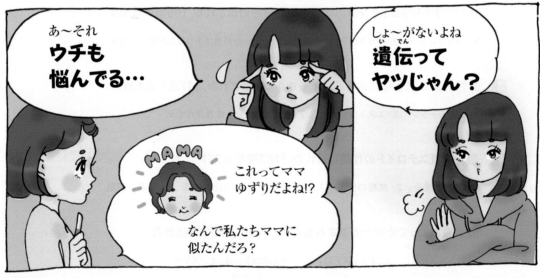

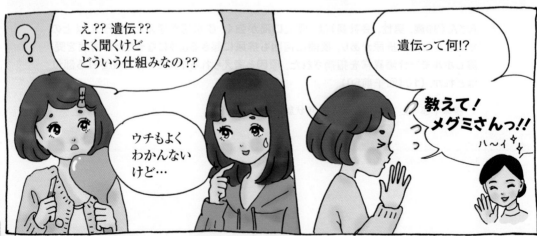

生物の体は, たくさんの細胞が集まることで
成り立っているわ.

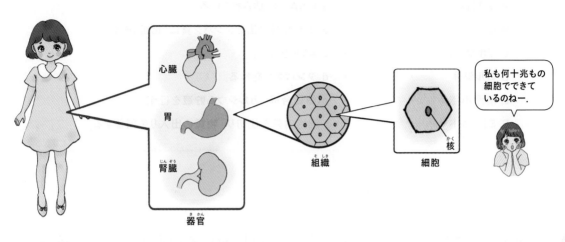

心臓

胃

腎臓（じんぞう）

器官（きかん）

組織（そしき）

核（かくし）

細胞

私も何十兆もの
細胞でできて
いるのねー.

細胞の中には, 細胞小器官（さいぼうしょうきかん）という
さまざまな機能（きのう）をもった器官があるのよ.

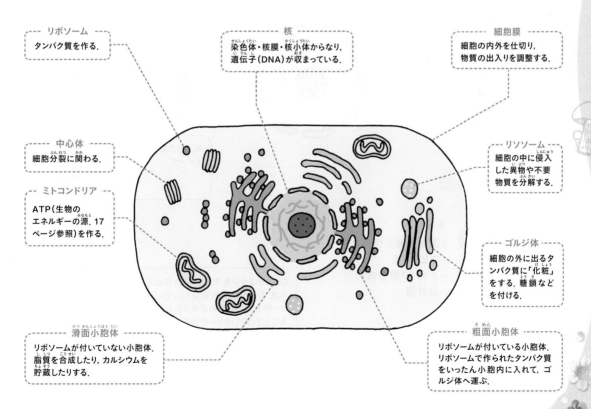

リボソーム
タンパク質を作る.

核
染色体（せんしょくたい）・核膜（かくまく）・核小体（かくしょうたい）からなり,
遺伝子（いでんし）(DNA) が収（おさ）まっている.

細胞膜（さいぼうまく）
細胞の内外を仕切り,
物質の出入りを調整する.

中心体
細胞分裂に関わる.

リソソーム
細胞の中に侵入（しんにゅう）
した異物（いぶつ）や不要
物質を分解（ぶんかい）する.

ミトコンドリア
ATP（生物の
エネルギーの源（みなもと）, 17
ページ参照）を作る.

ゴルジ体
細胞の外に出るタ
ンパク質に「化粧（けしょう）」
をする. 糖鎖（とうさ）など
を付ける.

滑面小胞体（かつめんしょうほうたい）
リボソームが付いていない小胞体.
脂質（ししつ）を合成（ごうせい）したり, カルシウムを
貯蔵（ちょぞう）したりする.

粗面小胞体（そめんしょうほうたい）
リボソームが付いている小胞体.
リボソームで作られたタンパク質
をいったん小胞体内に入れて, ゴ
ルジ体へ運ぶ.

チャレンジ!

細胞小器官の働きについて, 正しいものを線で結びましょう.

A 細胞膜 ・		・ a DNAが収納されている.
B 核 ・		・ b 細胞の外に出るタンパク質に「化粧」をする.
C リボソーム ・		・ c ATPを作る.
D ゴルジ体 ・		・ d タンパク質を作る.
E 滑面小胞体 ・		・ e 脂質合成, カルシウム貯蔵を行う.
F ミトコンドリア ・		・ f 細胞内外を仕切り, 物質の出入りを調整する.

答え:A-f B-a C-d D-b E-e F-c

ヒトは生きていくために細胞分裂を繰り返しているの.
分裂するとき, 特に重要なのが遺伝子(DNA)よ.
DNAは核の中にあるわ.*

*ヒトの赤血球や血小板など, 核がない細胞も存在します.

核の構造

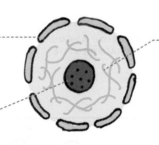

核膜
物質の出入りの調整を行う.

核小体
リボソームを形作る
リボソームRNA(rRNA)
が作られている.

染色体

・長いDNAがタンパク質
に巻きついている.
・細胞分裂時に遺伝子を
運ぶ.

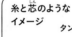

糸と芯のような
イメージ
タンパク質
DNA

DNA

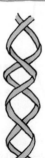

主な役割
・遺伝情報を保存し,
コピーする
・タンパク質合成の
設計図

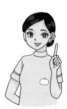

DNAがミシン糸で, タンパク質はそ
の芯のような役割を果たしている
の. 巻きついたものがさらにねじれ
ることで, 長いDNAを小さな核の中
に収納できるようにしているのよ.

チャレンジ！

1 1つの細胞には1つの（　　　　　[A]）が存在している.

2 [A]は（　　　　[B]）を収納している.

3 [B]は長い（　　　　　[C]）を折りたたんで小さくしている.

4 [C]は（　　　　）の本体として働く.

5 [C]は遺伝情報を保存し,（　　）されるほか,（　　）の設計図にもなっている.

答え：① 核　② 染色体　③ DNA　④ 遺伝子　⑤ コピー（複製）/ タンパク質

ヒトがもつ染色体は細胞1つにつき46本（種類）よ.

染色体は必ず**2本1組**で存在していて, 全部で**23組**ある　　➡　　**2本 × 23組 ＝ 46本（種類）**

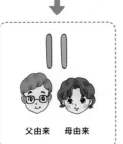

父由来　　母由来

このうち22組目までは常染色体で男女共通の形, 23組目だけは性染色体で性別の決定に関係している.

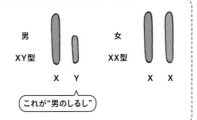

男
XY型

女
XX型

X　Y　　　　　X　X

これが"男のしるし"

チャレンジ！

1 染色体は（　　　　　）本1組で存在していて, 全部で（　　　　　）組ある.

2 ヒトの染色体は全部で（　　　　　）本（種類）ある.

3 染色体の23組目は（　　　　　）染色体と呼ばれ,（　　　　　）の決定に関係している.

4 性染色体上, 男性は（　　　　）型, 女性は（　　　　）型である.

5 （　　　　　）染色体には胎児期に男の身体を作る機能がある.

答え：① 2 / 23　② 46　③ 性 / 性別　④ XY / XX　⑤ Y

器官・組織を形成する体細胞が
分裂するとき(体細胞分裂)は,
1つの細胞が,同じ2つの細胞になるの.

 卵子や精子を作るとき(減数分裂)だけは,
染色体数が半分の23本になるわ.

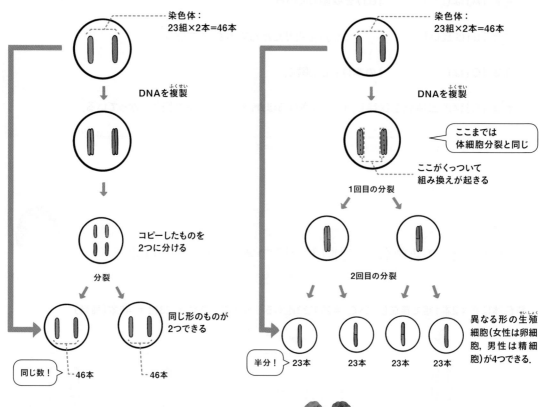

染色体:
23組×2本=46本

DNAを複製

コピーしたものを
2つに分ける

分裂

同じ形のものが
2つできる

同じ数！ 46本 46本

染色体:
23組×2本=46本

DNAを複製

ここまでは
体細胞分裂と同じ

ここがくっついて
組み換えが起きる

1回目の分裂

2回目の分裂

半分！ 23本 23本 23本 23本

異なる形の生殖
細胞(女性は卵細
胞,男性は精細
胞)が4つできる.

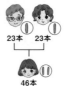
23本 23本

 卵細胞と精細胞の核が
合体することで受精卵が
できるの.このときに染色
体数が46本になるのよ.

46本

ついでにおぼえて

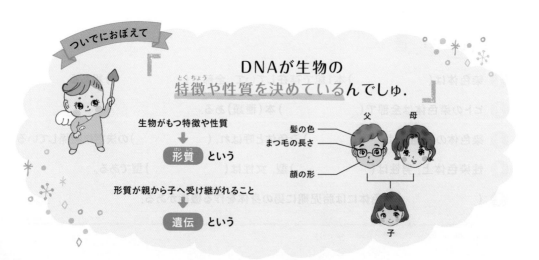

DNAが生物の
特徴や性質を決めているんでしゅ.

生物がもつ特徴や性質
↓
形質 という

形質が親から子へ受け継がれること
↓
遺伝 という

髪の色
まつ毛の長さ
顔の形

父 母

子

DNAは二重のらせんになっていて,
細胞分裂でコピーするときにほどけて1本になるのよ.

ヌクレオチド:
DNAの構成単位

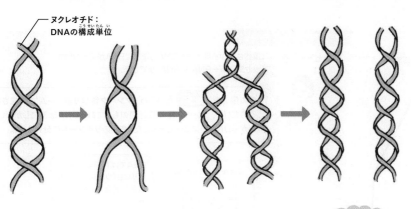

ヌクレオチドが長い
ひも状になっていて[*],
それが2本くっついて
DNAになっているのよ.

*長いひも状のヌ
クレオチドを「ポ
リヌクレオチド
鎖」という.

DNAは二重
らせん構造

ほどける

新たな二重
らせんが作られる

DNAのコピー
完成

ヌクレオチドは塩基という物質でくっついて
二重になっているの.

DNA

ヌクレオチド

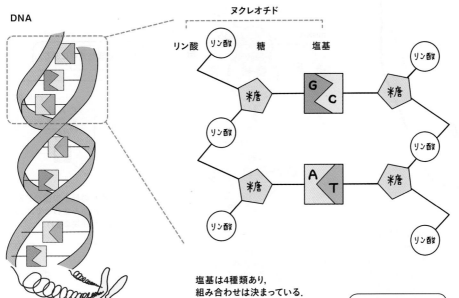

リン酸　　糖　　塩基

染色体

塩基は4種類あり,
組み合わせは決まっている.

グアニン　　シトシン

アデニン　　チミン

DNAの遺伝情報は,
この4つの塩基の
並び方(配列)で
決まるのよ.

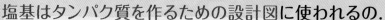

ヒトにはいろいろな種類のタンパク質が必要で，
常に体内で作られているわ．
塩基はタンパク質を作るための設計図に使われるの．

タンパク質合成のやり方

1 コピーする 二重らせんからほどけたDNAの塩基にRNAがくっついて
メッセンジャーRNA（mRNA）ができる．

> この働きを **転写（てんしゃ）** というわ．タンパク質はリボソームで合成されるのだけど，タンパク質の設計図のもとであるDNAは核にしかない．だからDNAのコピーをとってたくさんのリボソームに分けるのよ．

> RNAではT（チミン）の代わりにU（ウラシル）という塩基に結合するんでしゅ．

2 運ぶ DNAの遺伝情報を乗せたmRNAが，リボソームに移動する．

3 組み立てる トランスファーRNA（tRNA）が，mRNAの塩基の並び順に対応するアミノ酸を運んできて，タンパク質が作られる．
この働きを **翻訳（ほんやく）** という（「塩基からアミノ酸へ訳す」ということ）．

> もともと細胞質中にある．

> タンパク質の最小単位がアミノ酸．塩基3つの組み合わせでアミノ酸1つの種類が決まるわ．

> アミノ酸は20種類あって，それらの組み合わせでいろいろなタンパク質が作られるの．その種類はなんと10万！ 1つのタンパク質に必要なアミノ酸の数は，数十〜数百個まで，種類によってさまざまよ．

塩基3つ ----------→ アミノ酸1つ
アミノ酸数十〜数百個 ---→ タンパク質1つ

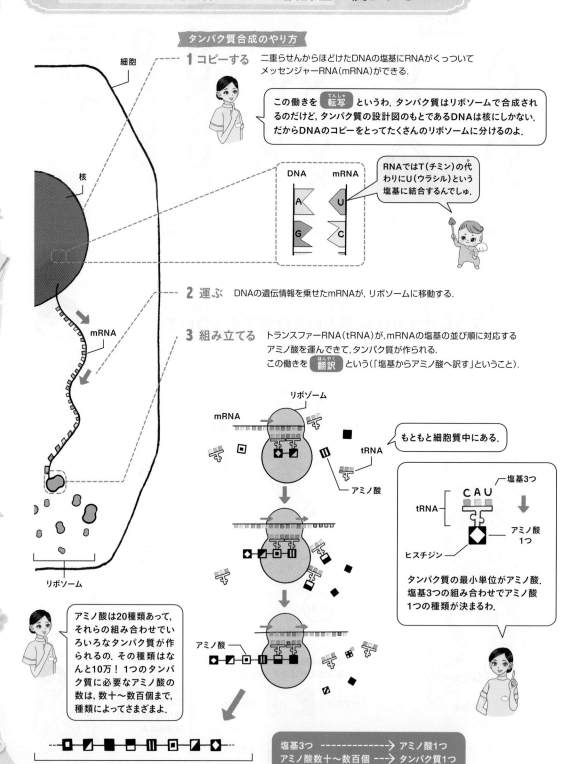

チャレンジ！

1 空欄を埋めましょう

① ヒトは, 生きていくために1つの体細胞を2つに分ける(　　　　　[A])をしている.

② [A]では分裂後の染色体数が(　　　　)本である.

③ 卵子や精子を作るときの細胞分裂を(　　　　[B])という.

④ [B]では分裂後の染色体数が(　　　　)本である.

⑤ ヒトの卵細胞の染色体数は(　　　　)本である.

⑥ DNAは(　　　　)構造である.

⑦ DNAの塩基には(　　　)(　　　)(　　　)(　　　)がある.

⑧ DNAは(　　　　)本のポリヌクレオチド鎖がつながってできている.

⑨ 塩基は(　　　　)を合成するときに必要である.

⑩ DNAの遺伝情報を基にメッセンジャーRNAを作ることを(　　　　)といい,
(　　　　)で行われる.

⑪ メッセンジャーRNAの情報をもとにトランスファーRNAによってアミノ酸が配列されることを(　　　　)といい, (　　　　)で行われる.

⑫ RNAでは, チミンの代わりに(　　　　)という塩基が使われる.

⑬ タンパク質の最小単位は(　　　　[C])である.

⑭ 塩基(　　　　)つの組み合わせで[C]の種類が決まる.

2 正しい組み合わせを線で結びましょう.

チミン(T)・　　　　　・グアニン(G)

シトシン(C)・　　　　　・アデニン(A)

答え：1 ① 体細胞分裂　② 46　③ 減数分裂　④ 23　⑤ 23　⑥ 二重らせん　⑦ グアニン, シトシン, アデニン, チミン　⑧ 2　⑨ タンパク質
⑩ 転写 / 核　⑪ 翻訳 / リボソーム　⑫ ウラシル　⑬ アミノ酸　⑭ 3　2 チミン-アデニン　シトシン-グアニン

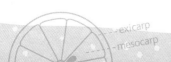

細胞のまわりには毛細血管(もうさい)があって,
O₂・CO₂などがやり取りされているの.

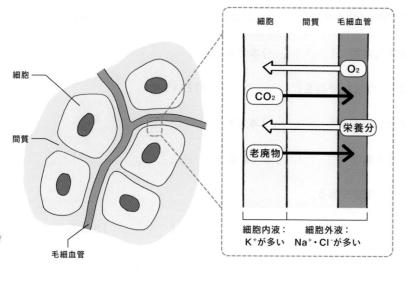

細胞と毛細血管の間には
間質(かんしつ)と呼ばれる水分の多い
場所があり,水分やイオン,
タンパク質などが行き来している.

細胞外液の水分は
塩水に似ているわ.

細胞内外で物質が行き来する方法にはいくつかあるの.
まず覚えておきたいのが,水分が行き来する浸透(しんとう)よ.

浸透の仕組み

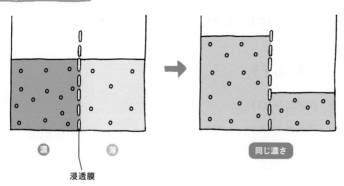

浸透は,濃度(のうど)の低いほうから
高いほうへ,濃度差がなくなるまで
水分や分子が移動する作用.

細胞膜や血管壁(へき)は,
水分や小さな分子が
行き来できる作りに
なっているの.

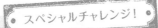

1 タンパク合成が行われる細胞内小器官はどれか. (104回午前問題47)

　　1. 核　2. リボソーム　3. リソソーム　4. ミトコンドリア　5. Golgi〈ゴルジ〉装置

2 細胞内におけるエネルギー産生や呼吸に関与する細胞内小器官はどれか.
(102回午前問題76)

　　1. ミトコンドリア　2. リボソーム　3. ゴルジ体　4. 小胞体　5. 核

3 遺伝子について正しいのはどれか. (103回午後問題27)

　　1. DNAは体細胞分裂の前に複製される.

　　2. DNAは1本のポリヌクレオチド鎖である.

　　3. DNAの遺伝子情報からmRNAが作られることを翻訳という.

　　4. RNAの塩基配列に基づきアミノ酸がつながることを転写という.

4 核酸について正しいのはどれか. (100回午前問題29)

　　1. mRNAがアミノ酸をリボソームへ運ぶ.

　　2. DNAは1本のポリヌクレオチド鎖である.

　　3. DNAには遺伝子の発現を調節する部分がある.

　　4. RNAの塩基配列によってアミノ酸がつながることを転写という.

5 タンパク質について正しいのはどれか. (104回午後問題27)

　　1. アミノ酸で構成される.

　　2. 唾液により分解される.

　　3. 摂取するとそのままの形で体内に吸収される.

　　4. 生体を構成する成分で最も多くの重量を占める.

答え：① 2　② 1　③ 1　④ 3　⑤ 1

exicarp
mesocarp

2. 数学

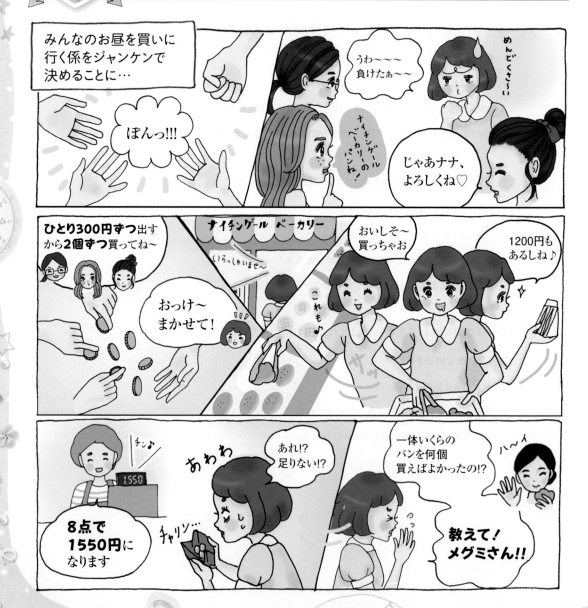

Math 01 計算・式

いくら買うかがわからない

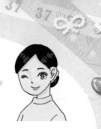

まず，次の5つのルールを覚えているかしら？

1 マイナスかけるマイナス プラス －×－は＋！

$$-3×-5=15$$

2 ○÷△は $\frac{○}{△}$ にもなる！ ○/△にもなる!!

$$1÷2 \qquad \frac{1}{2} \qquad 1/2$$

↑ ↑ ↑
── ぜんぶ一緒！ ──

（分数について詳しくは64ページを見てね！）

チャレンジ！

① $2×-6=($ 　　 $)$

② $-8×-9=($ 　　 $)$

③ $-6×-11=($ 　　 $)$

④ $-4×-2×-5=($ 　　 $)$

⑤ $-6×-9×2=($ 　　 $)$

⑥ $5÷3=\dfrac{(\ \ \ )}{(\ \ \ )}$

⑦ $150÷538=\dfrac{(\ \ \ )}{(\ \ \ )}$

⑧ $\dfrac{90}{34}=($ 　 $)÷($ 　 $)$

⑨ $\dfrac{4}{50}=($ 　 $)÷($ 　 $)$

⑩ $1/8=($ 　 $)÷($ 　 $)$

答え：① −12　② 72　③ 66　④ −40　⑤ 108　⑥ $\frac{5}{3}$　⑦ $\frac{150}{538}$　⑧ 90 ／ 34　⑨ 4 ／ 50　⑩ 1 ／ 8

3 計算は①(カッコ)→②×，÷ →③+，−の順で．

優先順位

( )　カッコはいちばん！カッコいい!!

×，÷

+，−　足し算，引き算はゆっくり最後に

①→②→③の順番で計算．

$$\underset{①}{(1+2+3)}-2×2$$ ……… ①まずは( )の中を計算

$$=6-\underset{②}{2×2}$$ ……… ②次に掛け算

$$=6-\underset{③}{4}$$ ……… ③最後に引き算

$$=2$$

チャレンジ！

① $50×3+22×6=$

② $48×10-30÷5=$

③ $9×5×4÷2+40-16÷4=$

④ $126÷2×4-15×3÷9+76=$

⑤ $(25+48+164)-21÷3=$

⑥ $64÷8+12×(154+308-14)=$

答え：① 282　② 474　③ 126　④ 323　⑤ 230　⑥ 5384

4 等号（＝）の右と左は必ず等しい.

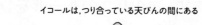
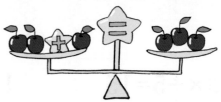

イコールは,つり合っている天びんの間にある

等号

$$2 + 1 = 3$$

必ず等しくなる

「＝」の左側（左辺）と右側（右辺）には同じ数を入れて**計算できる**.

♥ 1+2=3の場合,

$$(1+2)+5=3+5 \qquad (1+2)-5=3-5$$
$$(1+2)\times5=3\times5 \qquad (1+2)\div5=3\div5$$

5 数を等号（＝）の反対側に移すと, 計算記号が変わる.

$$7+3=10$$
$$7 = 10-3$$
＋が－に!

$$5\times2=10$$
$$5 = 10\div2$$
×が÷に!

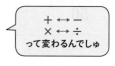

＋ ↔ －
× ↔ ÷
って変わるんでしゅ

計算するときに分かっていない数は
xやyなどのアルファベットで表せるの.
アルファベットを使う式にもいくつかルールがあるのよ.

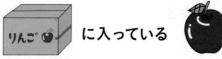 に入っている の数＝x個

1 「×」は省略する.

$$x\times5=5x$$

数字が先

2 「÷」は分数に.

$$x\div5=\frac{x}{5}$$

3 「1x」「$\frac{x}{1}$」は「x」.

$$1x=\frac{x}{1}=x$$

1は省略する

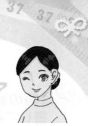

「5x−5=10」を解いてみよう!

$$5x-5=10$$

「x=○」という
かたちにしたいでしゅ

$5x\underline{-5}=10$ まずこれを右辺に移す

$5x=10\underline{+5}$ 移動すると−が+に!

$\underline{5x}=15$

→ 5で割れば5を消せる!

$5x\div5=15\div5$

同じ数を入れて計算できる

$○\div△=\dfrac{○}{△}$ だから,

$$\frac{5x}{5}=\frac{15}{5}$$

$$\frac{\overset{1}{\cancel{5}}x}{\underset{1}{\cancel{5}}}=\frac{\overset{3}{\cancel{15}}}{\underset{1}{\cancel{5}}}$$

約分(67ページ)

$$x=3$$

約分(67ページ)

チャレンジ!

xを求めなさい.

① 5x=500

② 12x=48

③ 8x=128

④ 2x+8=22

⑤ 9x−5=31

⑥ 6x×3=162

⑦ 7x÷12=7

答え:① 100　② 4　③ 16　④ 7　⑤ 4
⑥ 9　⑦ 12

次は問題文を読んで計算式を作ってみるわよ.

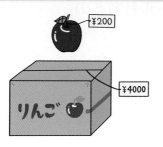

¥200
¥4000
りんご

りんごは1個200円で,
1箱の値段(ねだん)は4000円でした.
箱の中にりんごは何個入っている
でしょう?

1 計算するときに分かっていない数はアルファベットで表す.

 に入っている の数=<u>x</u>個

1箱　　　りんご

53

② 1箱の値段を計算する式を書いてみる.

200円×x個=4000円

×は省略できる

計算式：200x=4000

 式ができた！

③ xの値を計算する.

$$200x=4000$$

→200で割って200を消す

$$200x \div 200 = 4000 \div 200$$

同じ数を入れて計算できる

$$\frac{\overset{1}{\cancel{200}}x}{\underset{1}{\cancel{200}}} = \frac{\overset{20}{\cancel{4000}}}{\underset{1}{\cancel{200}}}$$

$$x=20$$

xは りんご に入っている の数だから，りんごは20個入っている.

1箱　　　　　　りんご

チャレンジ！

❶ クッキーが1枚50円で売っています. Aさんはお店で450円払いました. Aさんは何枚のクッキーを買ったでしょう？ xを使った式を用いて答えましょう.

❷ 1本300円のバラと1本200円のカスミソウがあります. バラを3本選び, カスミソウを何本か選んだところ, 2100円の花束になりました. カスミソウは何本選んだでしょう？ xを使った式を用いて答えましょう.

答え：① 50x=450　x=9（枚）　② 300×3+200x=2100　x=6（本）

アルファベットと（　）かっこがある式のルールもあるの.

（　）の前にあるかける×は省略できる.

$$2 \times (x+1) = 4 \quad \Rightarrow \quad 2(x+1) = 4$$

ここで（　）を外すには，$2(x+1)=4$

2×x
2×1

 かっこの中の数字それぞれに2を掛けるんでしゅ.

$$\rightarrow 2x+2=4$$

xを求めなさい.

❶ $3(x+1)=12$

❷ $8(5x-4)=368$

❸ $6(9-2x)=90$

❹ $5(x-2)=x+6$

❺ $3+x=4(12-2x)$

❻ $8(5x-20)=2(18+6x)$

❼ クッキー8枚をプレゼント用の袋にラッピングしてもらったところ, 550円でした. ラッピング代は150円でした. クッキー1個の値段をxとしたときの計算式とxを求めましょう.

❽ 150円のたらこおにぎりと100円の梅おにぎりを合わせて20個買ったところ, 2600円でした. たらこおにぎりの数をxとして, たらこおにぎりと梅おにぎり, それぞれ買った個数を求めましょう.

答え：① 3 ② 10 ③ -3 ④ 4 ⑤ 5 ⑥ 7 ⑦ 8x+150=550 x=50(円) ⑧ 150x+100(20−x)=2600 x=12 たらこ12個. 20−12=8で梅8個.

アルファベットが複数ある式のルールも確認しておこう.

足し算・引き算は, 同じアルファベットならできる.

$\boxed{5x}+10\boxed{-2x}+4=50$

　　└─────┘ xどうしだから計算できる!

$\boxed{3x}+14=50$

$5x+5y$ ←── これは足せない!

掛け算・割り算は,
違うアルファベットでもできる.

$5x×5y÷3a$

↓

$$\frac{25xy}{3a}$$

100円のノート1冊と20円のえんぴつを何本か入れたプレゼントを5つ用意しました. プレゼント用のラッピング代は1つにつき100円かかりました. 全部で1200円だとすると, えんぴつは1つのラッピングに何本入れたことになるでしょう? xを使った式を用いて答えましょう.

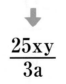

答え：5(100+20x+100)=1200　2本

ぐらむ？ りっとる？？ しーしー？？？

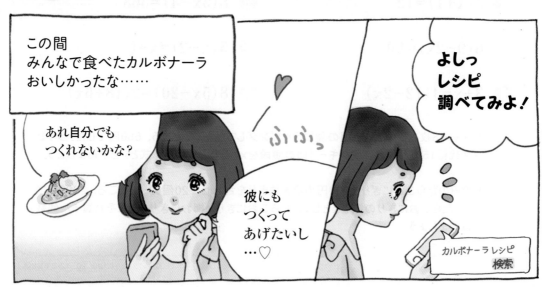

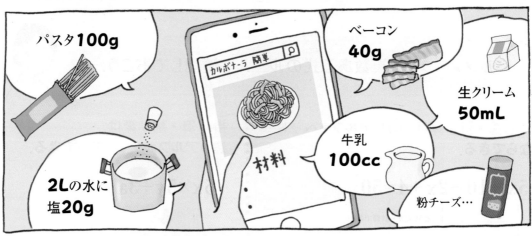

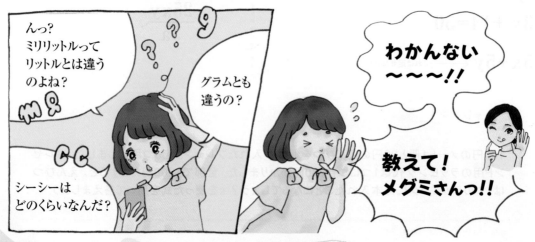

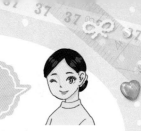

Ｌとccは，容器に入っている量（体積）を表す単位よ．

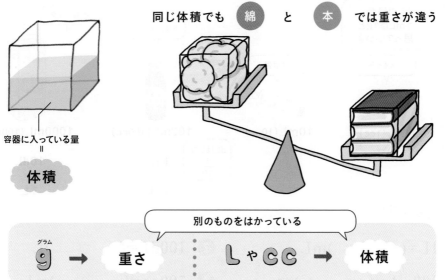

同じ体積でも　綿　と　本　では重さが違う

容器に入っている量
＝
体積

別のものをはかっている

g　→　重さ　：　ＬやＣＣ　→　体積

まずは重さを表す単位をおぼえよう．

「m＝ミリ」は $\frac{1}{1000}$，
「k＝キロ」は1000を
表すんでしゅ．

見えないくらい
ちっちゃいもの

1円玉は1g

	1mg	1000mg	
	0.001g	1g	1000g
		0.001kg	1kg

チャレンジ！

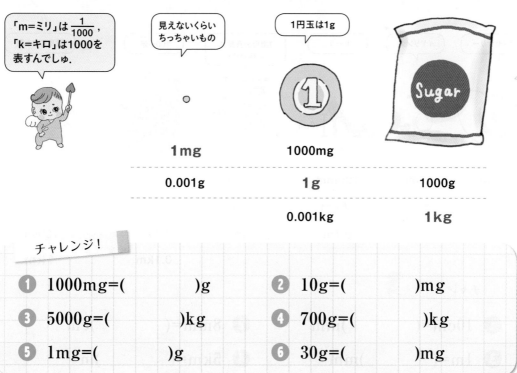

❶　1000mg＝(　　　　　)g

❷　10g＝(　　　　　)mg

❸　5000g＝(　　　　　)kg

❹　700g＝(　　　　　)kg

❺　1mg＝(　　　　)g

❻　30g＝(　　　　　)mg

答え：① 1　② 10000　③ 5　④ 0.7　⑤ 0.001　⑥ 30000

ややこしい体積の単位は、これでおぼえてね.

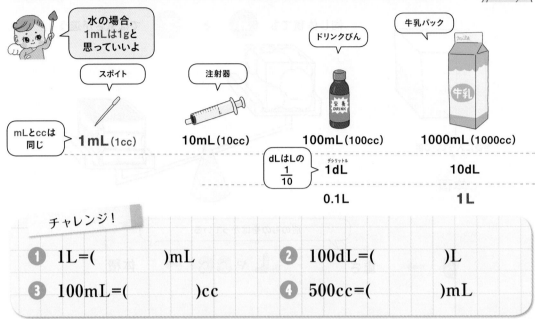

水の場合,
1mLは1gと
思っていいよ

mLとccは
同じ

スポイト
1mL(1cc)

注射器
10mL(10cc)

ドリンクびん
100mL(100cc)

牛乳パック
1000mL(1000cc)

dLはLの
$\frac{1}{10}$

		デシリットル 1dL	10dL
		0.1L	**1L**

チャレンジ！

❶ 1L=(　　　　)mL   ❷ 100dL=(　　　　)L

❸ 100mL=(　　　　)cc   ❹ 500cc=(　　　　)mL

答え：① 1000 ② 10 ③ 100 ④ 500

長さはこっちよ.

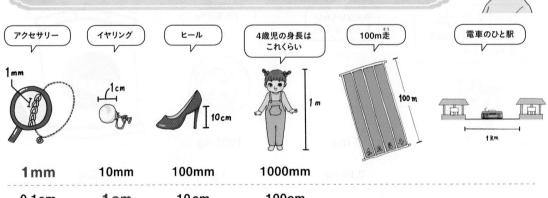

アクセサリー	イヤリング	ヒール	4歳児の身長は これくらい	100m走	電車のひと駅
1mm	1cm	10cm	1m	100m	1km

1mm	10mm	100mm	1000mm		
0.1cm	**1cm**	10cm	100cm		
		0.1m	**1m**	100m	1000m
				0.1km	**1km**

チャレンジ！

❶ 10cm=(　　　　)mm   ❷ 8mm=(　　　　)cm

❸ 1m=(　　　　)mm   ❹ 5km=(　　　　)m

答え：① 100 ② 0.8 ③ 1000 ④ 5000

0.1kgでいい, 彼よりやせたい…

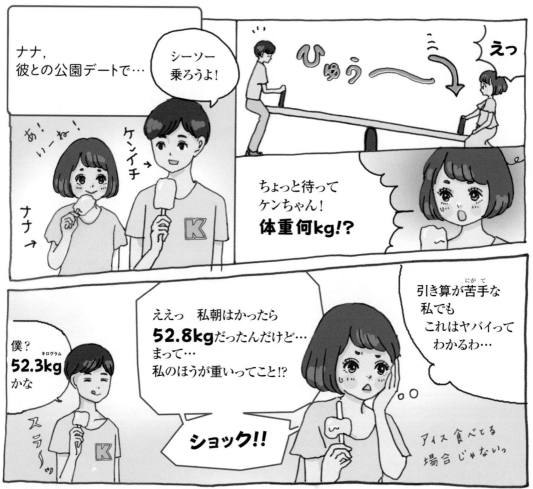

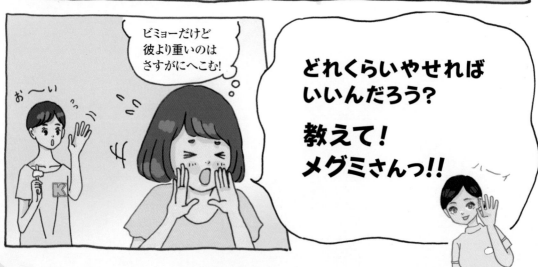

小数は0と1（整数）の間を表す数よ.

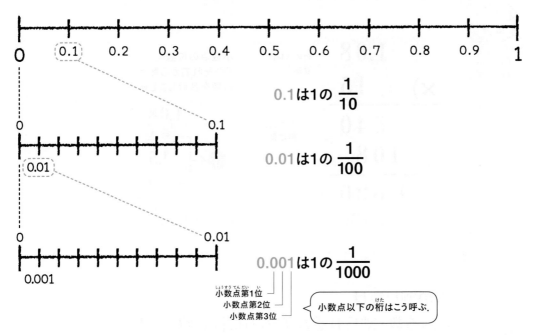

0.1は1の $\frac{1}{10}$

0.01は1の $\frac{1}{100}$

0.001は1の $\frac{1}{1000}$

小数点第1位
小数点第2位
小数点第3位

小数点以下の桁はこう呼ぶ.

足し算・引き算では小数点の位置をそろえる！

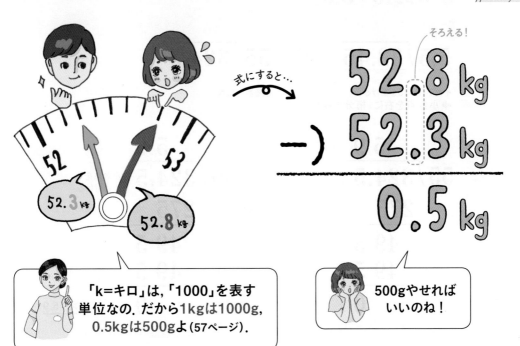

そろえる！

式にすると…

52.8 kg
−）52.3 kg
0.5 kg

「k＝キロ」は，「1000」を表す
単位なの. だから1kgは1000g,
0.5kgは500gよ（57ページ）.

500gやせれば
いいのね！

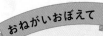

おねがいおぼえて

「小数の掛け算は, 右端に寄せるんでしゅ.」

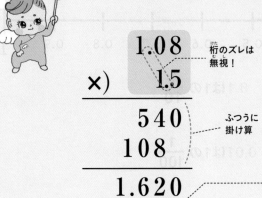

桁のズレは無視!

```
      1.08
  ×)   1.5
     540
     108
    1.620
     ③②①
```

ふつうに掛け算

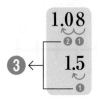

小数点の位置をそれぞれ右から数え, 桁数を合計しましゅ.

```
    1.08
     ②①
 ③←
    1.5
      ①
```

この桁数だけ左に数えて小数点を打つ!

「小数の割り算は, まず割る数・割られる数の両方に同じ数を掛けて, 割る数を整数にするんでしゅ.」

❤ 例 32.45÷5.5

$$5.5\overline{)32.45} \quad \Rightarrow \quad 55\overline{)324.5}$$

それぞれに10を掛ける
➡ 小数点を右に1桁分ずらす

割る数が整数に

```
         59
   55)324.5
      275
       49 5
       49 5
          0
```

ふつうに割り算

➡

```
         5.9
   55)324.5
      275
       49 5
       49 5
          0
```

小数点を上に付ける

答え:5.9

① 10×0.1

② 0.1×100

③ 0.1÷10

④ 0.001×100

⑤ 5000×0.5

⑥ 43200÷0.01

⑦ 3.7+1.5

⑧ 15+1.2

⑨ 1.67+12.1

⑩ 7.8−1.2

⑪ 26.2−15.8

⑫ 11.4−3.65

⑬ 65×0.7

⑭ 3.2×18.4

⑮ 22.1×0.78

⑯ 86.1÷6

⑰ 24.12÷1.2

⑱ 3.05÷0.4

⑲ 6.7+11.8−1.26

⑳ 1.3×25.6×0.26

㉑ 102.3−2.91×6.2

㉒ 2.9×62.7+87.2÷27.25

答え：① 1 ② 10 ③ 0.01 ④ 0.1 ⑤ 2500 ⑥ 4320000 ⑦ 5.2 ⑧ 16.2 ⑨ 13.77 ⑩ 6.6 ⑪ 10.4 ⑫ 7.75 ⑬ 45.5 ⑭ 58.88
⑮ 17.238 ⑯ 14.35 ⑰ 20.1 ⑱ 7.625 ⑲ 17.24 ⑳ 8.6528 ㉑ 84.258 ㉒ 185.03

高級板チョコを分けよう!

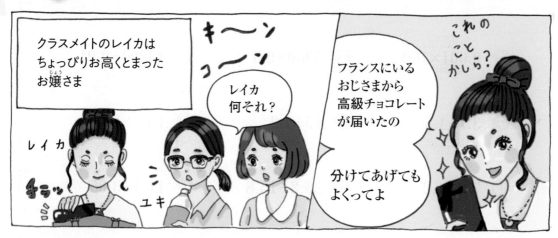

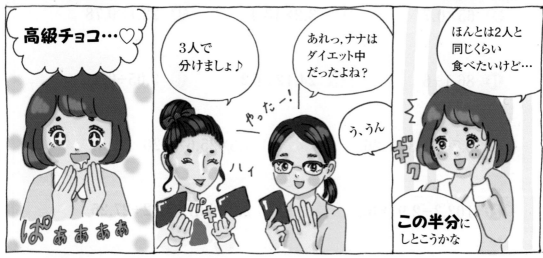

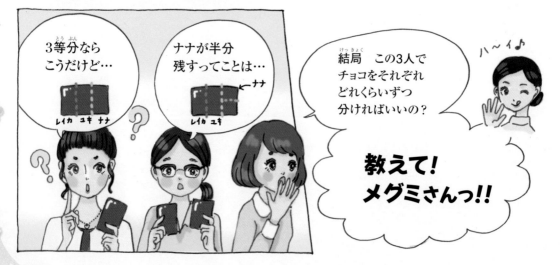

物を分けるときは，分数が便利よ!

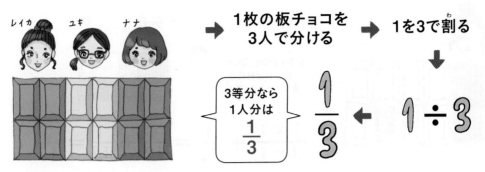

レイカ　ユキ　ナナ

→ 1枚の板チョコを
3人で分ける

→ 1を3で割る

3等分なら
1人分は
$\frac{1}{3}$

$\frac{1}{3}$ ← $1 \div 3$

でもナナは半分.
ナナの分は，分数の掛け算を使えば出せるわ!

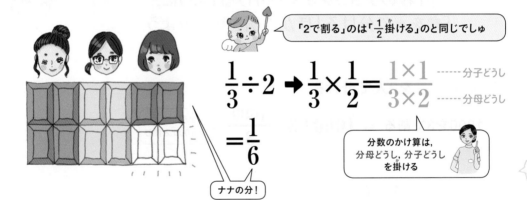

「2で割る」のは「$\frac{1}{2}$掛ける」のと同じでしゅ

$\frac{1}{3} \div 2$ → $\frac{1}{3} \times \frac{1}{2} = \frac{1 \times 1}{3 \times 2}$

------分子どうし
------分母どうし

$= \frac{1}{6}$

ナナの分!

分数のかけ算は，
分母どうし，分子どうし
を掛ける

ナナが食べない分をレイカとユキで分けよう.

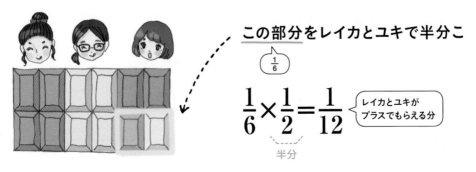

この部分をレイカとユキで半分こ

$\frac{1}{6}$

$\frac{1}{6} \times \frac{1}{2} = \frac{1}{12}$

半分

レイカとユキが
プラスでもらえる分

レイカの分は，足し算で．

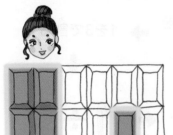

分数の足し算・引き算は，分母を同じ数にそろえる！

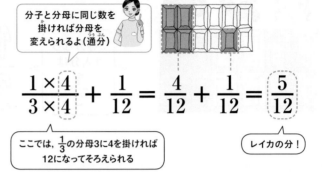

分子と分母に同じ数を掛ければ分母を変えられるよ（通分）

$$\frac{1 \times 4}{3 \times 4} + \frac{1}{12} = \frac{4}{12} + \frac{1}{12} = \frac{5}{12}$$

ここでは，$\frac{1}{3}$の分母3に4を掛ければ
12になってそろえられる

レイカの分！

「1枚のチョコを3人で分ける」ように，「●を▲で分ける」ほかの例を見てみよう．

例1 **1kgのお米を3人で分ける**

1000を3で割る ➡ $1000 \div 3 = \dfrac{1000}{3}$

ちなみに
3⟌1000 と同じ

例2 **3枚のピザを4人でシェアする**

3を4で割る ➡ $3 \div 4 = \dfrac{3}{4}$

これも
4⟌3 と同じ

チャレンジ！

分数の式を作って計算してみましょう．

❶ 20個入りのアメを4人で分けるとき，1人何個になりますか

❷ 500mLのペットボトルに入っているジュースを4人で分けるとき，
1人何mLになりますか

答え：① $20 \div 4 = \dfrac{20}{4} = 5$個　② $500 \div 4 = \dfrac{500}{4} = 125$ml

分数は，できるだけ小さい数にしてから計算したい．
分母・分子が同じ数で割れるときは"約分"をするの．

$\dfrac{60}{300}$ ---60で割る → $\dfrac{1}{5}$ 小さく！

$\dfrac{27}{57}$ ---3で割る → $\dfrac{9}{19}$ 小さく！

チャレンジ！

約分してみましょう．

❶ $\dfrac{150}{500}$　　❷ $\dfrac{28}{70}$　　❸ $\dfrac{64}{160}$

❹ $\dfrac{260}{400}$　　❺ $\dfrac{98}{200}$

答え：① $\frac{3}{10}$　② $\frac{2}{5}$　③ $\frac{2}{5}$　④ $\frac{13}{20}$　⑤ $\frac{49}{100}$

通分すると数が大きくなっちゃうけど，足し算・引き算は
分母を合わせないとできないので仕方なくするの．
それでもできるだけ小さい数になるように通分するわ．

$\dfrac{3}{5} + \dfrac{2}{3}$ → $\dfrac{3\times3}{5\times3} + \dfrac{2\times5}{3\times5} = \dfrac{9}{15} + \dfrac{10}{15} = \dfrac{19}{15}$

15に合わせる

$\dfrac{7}{12} + \dfrac{3}{10}$ → $\dfrac{7\times5}{12\times5} + \dfrac{3\times6}{10\times6} = \dfrac{35}{60} + \dfrac{18}{60} = \dfrac{53}{60}$

60に合わせる

計算しましょう．答えを約分できたら，約分もしましょう．

❶ $\dfrac{5}{6}+\dfrac{1}{3}$

❷ $\dfrac{3}{8}+\dfrac{5}{12}$

❸ $\dfrac{10}{21}+\dfrac{3}{14}$

❹ $\dfrac{3}{14}-\dfrac{11}{56}$

❺ $\dfrac{7}{25}-\dfrac{4}{15}$

❻ $\dfrac{13}{54}-\dfrac{5}{81}$

答え：① $\frac{5}{6}+\frac{2}{6}=\frac{7}{6}$ ② $\frac{9}{24}+\frac{10}{24}=\frac{19}{24}$ ③ $\frac{20}{42}+\frac{9}{42}=\frac{29}{42}$ ④ $\frac{12}{56}-\frac{11}{56}=\frac{1}{56}$ ⑤ $\frac{21}{75}-\frac{20}{75}=\frac{1}{75}$ ⑥ $\frac{39}{162}-\frac{10}{162}=\frac{29}{162}$

おねがいおぼえて

分数の割り算は割るほうの分母と分子を
<u>ひっくり返して掛ける</u>んでしゅ．

$$\frac{5}{8} \div \frac{3}{14} = \frac{5}{8} \times \boxed{\frac{14}{3}}$$

ひっくり返す

「×」に変える

計算しましょう．約分ができたら，約分もしましょう．

❶ $\dfrac{2}{3}\div\dfrac{9}{5}$

❷ $\dfrac{5}{6}\div\dfrac{2}{3}$

❸ $\dfrac{7}{12}\div\dfrac{3}{4}$

❹ $\dfrac{9}{13}\div 3$

❺ $12\div\dfrac{4}{3}$

❻ $6\div\dfrac{8}{5}$

答え：① $\frac{2}{3}\times\frac{5}{9}=\frac{10}{27}$ ② $\frac{5}{6}\times\frac{3}{2}=\frac{15}{12}=\frac{5}{4}$ ③ $\frac{7}{12}\times\frac{4}{3}=\frac{28}{36}=\frac{7}{9}$ ④ $\frac{9}{13}\times\frac{1}{3}=\frac{3}{13}$ ⑤ $12\times\frac{3}{4}=9$ ⑥ $6\times\frac{5}{8}=\frac{30}{8}=\frac{15}{4}$

「これもおぼえて」

割り切れない数とかを「だいたい」で出すときに
便利なワザ, それが「四捨五入」でしゅ.

20　21　22　23　24 ┊ 25　26　27　28　29　30 (歳)

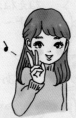

21〜24は　　　　　　25〜29は
20！　　←　┊　→　30！

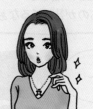

1〜4は切り捨て, 5〜9は切り上げる

小数を四捨五入するとき,
何桁目でするかで結果が変わることがあるんでしゅ.

♥「1.4932・・・・」の場合,

「小数第2位を四捨五入」と言ったら,

1.4932…
①②------ ここで四捨五入

↓

1.5⭕

9を切り上げ

「小数第3位を四捨五入」と言ったら,

1.4932…
①②③------ ここで四捨五入

↓

1.49⭕

3は切り捨て

「5以下」と「5未満」の違いは
5を含むか含まないかでしゅ.

・・・・・ 3　　　4　　　5　　　6　　　7 ・・・・・
━━━━━━━━━━━━━━●━━━━━━━━━━━
　　　　　　　　5以下　←　5を含む　→　5以上

・・・・・・・・・・・・・○・・・・・・・・・・・・
5未満/5より小さい ← 5を含まない → 5より大きい/5を超える

「全品30%OFF！」って，結局いくら？

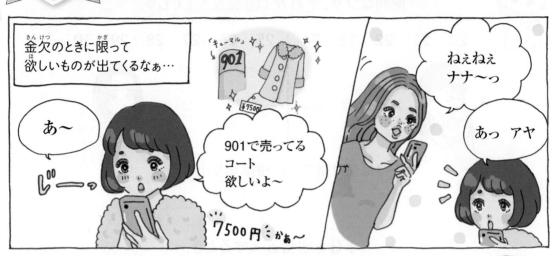

金欠のときに限って
欲しいものが出てくるなぁ…

あ〜

901で売ってる
コート
欲しいよ〜

7500円〜かぁ〜

ねぇねぇ
ナナ〜っ

あっ アヤ

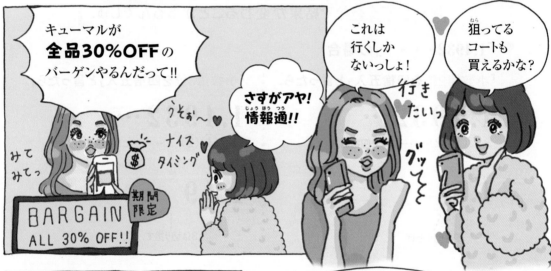

キューマルが
全品30%OFF の
バーゲンやるんだって!!

うそぉ〜♡
ナイス
タイミング♡

みて
みてっ

期間限定

BARGAIN
ALL 30% OFF!!

さすがアヤ!
情報通!!

これは
行くしか
ないっしょ!

狙ってる
コートも
買えるかな?

行きたいっ

グッ

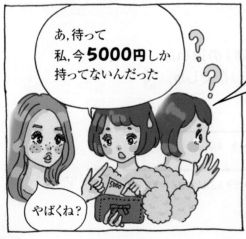

あ,待って
私,今**5000円**しか
持ってないんだった

やばくね?

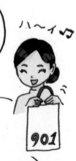

7500円の
30%OFFって
結局いくらになるの?

**教えて!
メグミさんっ!!**

ハ〜イ♪

「%」は, いろんな数を100等分して, そのうちのどれくらいかを表す単位よ.

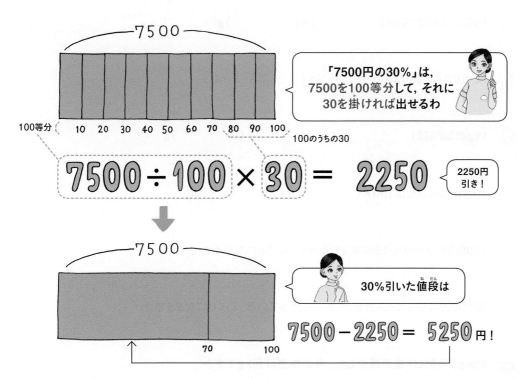

「7500円の30%」は, 7500を100等分して, それに30を掛ければ出せるわ

$$7500 \div 100 \times 30 = 2250$$

2250円引き!

30%引いた値段は

$$7500 - 2250 = 5250 \text{円!}$$

別の方法なら, 1回の計算で値段を出せるのよ!

30%OFFということは70%の値段になったということ.

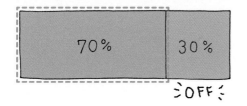

70%は100等分のうちの70だから,

$$\frac{70}{100} = \frac{7}{10} \rightarrow 7 \div 10 = 0.7$$

7500円に0.7を掛ければコートの値段を一発で出せる!

$$\begin{array}{r} 7500 \\ \times) \quad 0.7 \\ \hline 5250.0 \end{array}$$

250円オーバー

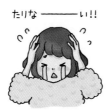

たりな ―――― い!!

結局, あきらめました(涙)

計算しましょう．

❶ 100gの5%は100×(　　　　　)＝(　　　　　)g

❷ 1Lの6%は1000×(　　　　　)＝(　　　　　)mL

❸ 1kgの50%は(　　　　　)×(　　　　　)＝(　　　　　)g

❹ 100mLの0.4%は100×(　　　　　)＝(　　　　　)mL

❺ 1200円のポーチが15%オフになった．いくらになりますか．

❻ 13800円のワンピースが60%オフで売っている．いくらになりますか．

❼ 65kgから5%体重が減少した．今の体重は何kgですか．

答え：① 0.05 / 5　② 0.06 / 60　③ 1000 / 0.5 / 500　④ 0.004 / 0.4　⑤ 1200×0.85＝1020円　⑥ 13800×0.4＝5520円
⑦ 65×0.95＝61.75kg

医療現場で「%」は，たとえばこんな検査で使われるわ．

♥ SpO₂（経皮的動脈血酸素飽和度）97%

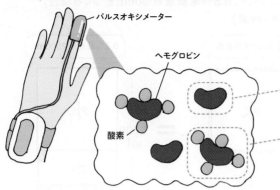

パルスオキシメーター

ヘモグロビン

酸素

酸素と結合していない
ヘモグロビン

酸素と結合している
ヘモグロビン ➡ これの割合を調べる

SpO₂は，パルスオキシメータという装置を使い，動脈の血液中のヘモグロビンがどれくらい酸素と結合しているかを測った値．

97%は，100個のヘモグロビンのなかで97個が酸素と結合しているということ．酸素と結合しているヘモグロビンが少ないと，酸素が全身に行き渡らず，危険な状態になります．

「%」のほかに「/」を使って「mg/mL」のようにして割合を表すことも多いの．
「▲/●」は「●に（つき）▲」と言い換えられるのよ．

♥ アルブミン：4.8g/ d L

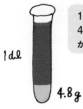

1dL

4.8g

1dLの血液中"に"
4.8gのアルブミン
が含まれている．

♥ 注射液：10mg/2mL

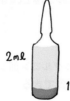

2ml

10 mg

2mLの薬液の中"に"
10mgの薬剤が含ま
れている．

g, mgは重さを，
dL, mLは体積を表す．
別々の尺度
なんでしゅ（57ページ）

「90mL/時間」のように時間が入る場合は速さを表すのよ．

♥ 薬液投与量：90mL/時間

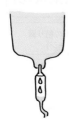

1時間"に"90mL
のペースで薬液を
投与．

♥ 脈拍：65回/分

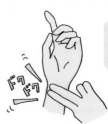

1分間"に"65回
のペースで拍動
がある．

ドクドク

●希釈（薬液をうすめる）の問題

1 5％グルコン酸クロルヘキシジンと水を用いて0.5％希釈液2000mLをつくる場合，水は何mL必要か．（95回午前問題46・改変）

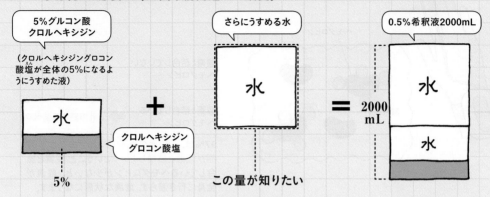

5％グルコン酸
クロルヘキシジン

（クロルヘキシジングロコン
酸塩が全体の5％になるよ
うにうすめた液）

水

クロルヘキシジン
グロコン酸塩

5%

さらにうすめる水

水

この量が知りたい

0.5％希釈液2000mL

水

水

2000
mL

1 まず，「0.5％希釈液2000mL」のとき，「グロコン酸クロルヘキシジン」が何mLかを求める．

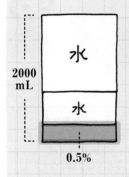

2000mLの0.5％だから，

$$2000mL \times 0.005 = \underline{10mL}^{*}$$

%の計算は71ページ

*グルコン酸クロルヘキシジンは常温では固体で，単位は重量%なので，厳密には10g

2 **1**が出ると「5％グルコン酸クロルヘキシジン」が何mLかが計算できる．

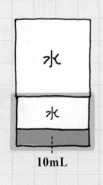

5％グルコン酸クロルヘキシジンをxとし，

$$xmL \times 5\% = 10mL$$

Xの5％が10mLの
「クロルヘキシジン
グロコン酸塩」
ということ

$$x \times 0.05 = 10mL$$

$$x = 10 \div 0.05$$

×が÷に（52ページ）

$$= 1000 \div 5$$

小数点の割り算
（62ページ）

$$= \underline{200mL}$$

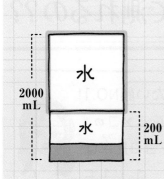

2000mL

200mL

③ ❷まで分かると，うすめる水の量が分かる．

$$2000mL - 200mL = 1800mL$$

② 6% A消毒液を用いて，医療器材の消毒用の0.02% A消毒液を1500mL作るために必要な6% A消毒液の量を求めよ．ただし，小数点以下第2位を四捨五入すること．（106回午後問題89）

③ 5%のクロルヘキシジングルコン酸塩を用いて0.2%希釈液2000mLをつくるのに必要な薬液量を求めよ．ただし，小数点以下の数値が得られた場合には，小数点以下第1位を四捨五入すること．（104回午後問題90）

答え：② 5.0mL（1500mL×0.0002=0.3mL / xmL×6%=0.3mL / x×0.06=0.3 / 6x=30 / x=5）　③ 80mL（2000mL×0.002=4mL / 5x=400 / x=80）

え!? 顔の美しさを数字で測れるの??

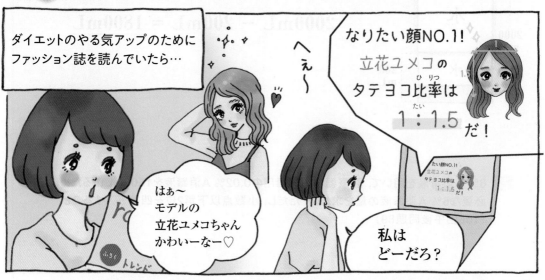

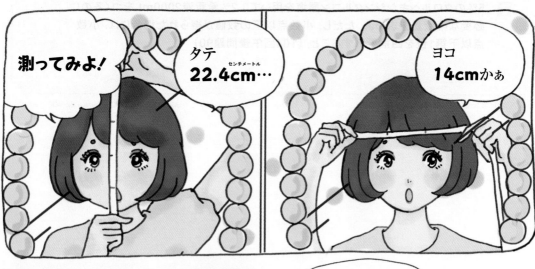

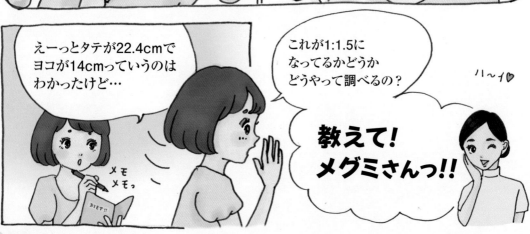

> 2つ以上の数を比べるときは
> 「:」を使った「比」で考えるといいわ.

理想のタテヨコ比

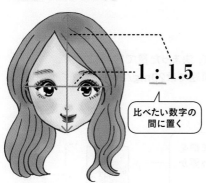

1 : 1.5

比べたい数字の
間に置く

ナナ

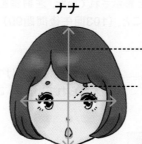

14cm:22.4cm

理想にどれだけ
近いのか知りたい！

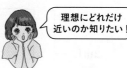

> ヨコの14を「1」としたとき,
> タテの22.4がいくつになるかを考える.

● **めっちゃ使える比の式!**

ヨコ タテ ヨコ タテ
$$14 : 22.4 = 1 : x$$

知りたい数字を「x」にして,「＝」の左右で同じ順番に数字を並べる.

● **計算方法**　$14 : 22.4 = 1 : x$

掛ける
掛ける

内側どうし, 外側どうし
を掛けて, 「=」の左右に
置くんでしゅ.

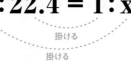

$14x = 22.4$

左右それぞれを14で割って
「x=●」のかたちにする.

$$\frac{\overset{1}{14}x}{\underset{1}{14}} = \frac{22.4}{14} \rightarrow x = \frac{22.4}{14}$$

↓

22.4÷14だから,

$$\begin{array}{r} 1.6 \\ 14\overline{)22.4} \\ 14 \\ \hline 8\,4 \\ 8\,4 \\ \hline 0 \end{array} \rightarrow x = 1.6$$

ナナ

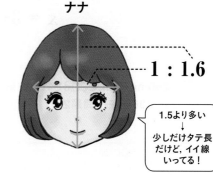

1 : 1.6

1.5より多い
↓
少しだけタテ長
だけど, イイ線
いってる！

1 「フロセミド注15mgを静脈内注射」の指示を受けた．注射薬のラベルに
「20mg/2mL」と表示されていた．注射量を求めよ．ただし，小数点以下第2位
を四捨五入すること．（103回午後問題90）

注射薬

> 20mg/2mL
> フロセミド注

薬剤が薬液に溶けていて，決まった量で容器に
入れられています．この問題では20mg/2mL.

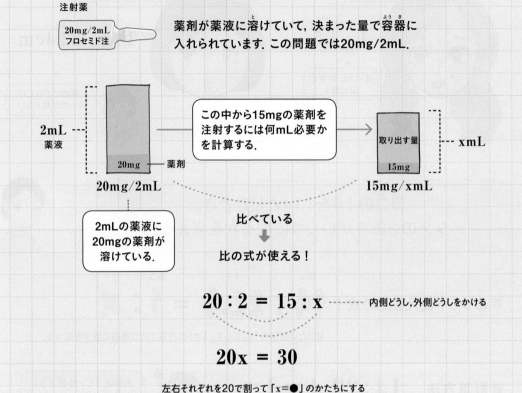

比べている
↓
比の式が使える！

$$20 : 2 = 15 : x$$ ⋯⋯⋯ 内側どうし，外側どうしをかける

$$20x = 30$$

左右それぞれを20で割って「x＝●」のかたちにする

$$\frac{20x}{20} = \frac{30}{20}$$

$$x = \frac{3}{2}$$

$$x = 3 \div 2$$

```
    1.5
2 ) 3
    2
    10
    10
     0
```

答え：1.5mL

2 250mg/5mLと表記された注射薬を200mg与薬するのに必要な薬液量は何mL
か．（96回午前問題27）

答え：② 4mL（250:5=200:x / 250x=1000 / x=4）

お風呂のお湯があふれちゃう

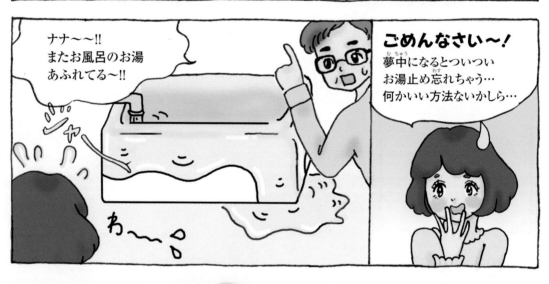

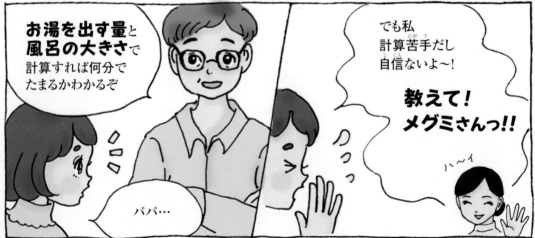

お湯がたまる時間を考えるには, 3つの要素が必要よ.

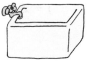

量

100Lたまる浴槽

速さ

1分あたり10Lの
お湯が出る → 「10L/分」と書いて
「毎分10L」とも読む

時間

お湯がたまるまで
○分かかる

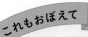

『量・速さ・時間の関係は, この式を覚えればいいでしゅ.』

 = 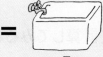 ÷

時間   量   速さ

 = ×

量   速さ   時間

 = 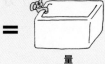 ÷

速さ   量   時間

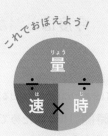

これでおぼえよう!

量
÷   ÷
速 × 時

"りょうはじ"

量は距離の場合
もあります

お湯をためる時間を計算してみましょう.

♥ 量 100L,
   速さ 10L/分

（1分あたり10Lのお湯が出る）

だととしたら,

 = ÷

時間   量   速さ

‖   ‖

100L   ÷   10L/分

答え：10分間

1 空欄を埋めましょう.

① 時間 ＝ （ 　　　　 ） ÷ （ 　　　　 ）　　**②** （ 　　　　 ） ＝ （ 　　　　 ） ÷ 速さ

2 計算しましょう.

① 200Lたまる浴槽に5L／分の速さで湯を入れています.
200Lたまるのにかかる時間を求めましょう.

② 1分間に100枚印刷できる速さ（100枚／分）のコピー機で
3500枚印刷するのにかかる時間を求めましょう.

③ 家から学校まで2400mあります. 1分間に80m進む速さ（80m／分）のAさんが
学校に着くのは何分後か求めましょう.

答え：1① 量(距離) / 速さ　② 時間 / 量(距離)　2① 40分　②35分　③30分

> 今度はお湯がたまっている量を計算してみるわよ.

♥ 速さ 3L／分,
（1分あたり3Lのお湯が出る）
　時間 10分間ためていた
としたら,

 ＝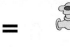

量　　　　　　速さ　　　　　時間

＝　　　　　　＝

3L／分　×　10分間

答え：30L

1 空欄を埋めましょう.

① 量 ＝ （ 　　　 ） × （ 　　　 ）　　**②** 距離 ＝ （ 　　　 ） × （ 　　　 ）

2 計算しましょう.

① 8L／分の速さで15分間浴槽に湯をためました.
現在浴槽にたまっている湯の量を求めましょう.

② 1分間に300枚印刷できる速さ（300枚／分）のコピー機があります.
現在コピーを開始して5分が経過した. 印刷された枚数を求めましょう.

③ 1分間に200m進む速さ（200m／分）で自転車をこぐBさんが, 30分間こいでいます.
走った距離を求めましょう.

答え：1① 速さ / 時間　② 速さ / 時間　2① 120L　② 1500枚　③ 6000m(6km)

では, 速さを求めましょう.

♥ 量 100Lちょうどたまった,
　時間　20分かかった
としたら,

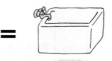

速さ　　　　　　　　量　　　　　　　　時間

答え：5L/分　**=**

100L　÷　**20分**

チャレンジ!

1 空欄を埋めましょう.

① 速さ = (　　　　　) ÷ (　　　　　)　❷ (　　　　　) = (　　　　　) ÷ 時間

2 計算しましょう.

① 1500Lの湯がたまる浴槽を満たすのに5分かかりました. 湯が出る速さ(L/分)を求めましょう.

② コピー機で20分間印刷したら8000枚印刷することができました.
　1分あたりに印刷できる速さ(枚/分)を求めましょう.

③ Cさんは50分間散歩して5000mの距離を歩いていました.
　Cさんが歩いた1分あたりの速さ(m/分)を求めましょう.

答え：1① 量(距離) / 時間　② 速さ / 量(距離)　2① 300L　② 400枚　③ 100m

この速さを求める計算は,
点滴の滴下速度を出すときに使えるわ.

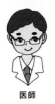

生理食塩水
500mL
を　　　　5時間　　　かけて
投与してください.

量　　　　　　時間

医師

♥ 投与するときの1時間あたりの点滴の　速さ　を求めるので

時間あたりの量のことを
「流量」というわ.
「○mL/時」と表すのよ.

 ÷ =

生理食塩水

量　　　　　　時間　　　　　　　速さ

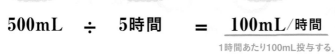 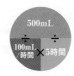

500mL　÷　**5時間**　=　**100mL/時間**

1時間あたり100mL投与する.

点滴って，ポタポタ水滴が落ちているよね．あれを1分間に
何回落とすか（滴下数）で速さ（流量）を調整するの．

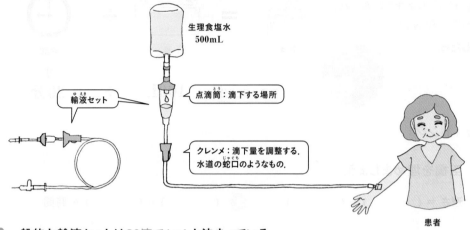

生理食塩水
500mL

輸液セット

点滴筒：滴下する場所

クレンメ：滴下量を調整する．
水道の蛇口のようなもの．

患者

♥ 一般的な輸液セットは20滴で1mLと決まっている．
　だから，100mL投与するには，100mL×20滴＝2000滴

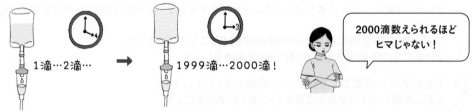

1滴…2滴…　　➡　　1999滴…2000滴！

2000滴数えられるほど
ヒマじゃない！

だから，1分あたり何滴になるかを計算するの．

おねがいおぼえて

『時間の単位は覚えてほしいでしゅ．』

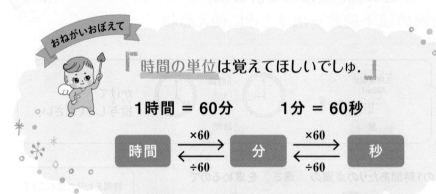

1時間 ＝ 60分　　　1分 ＝ 60秒

時間 ⇄ 分 ⇄ 秒
×60 / ÷60　　×60 / ÷60

♥ 1時間は60分なので，

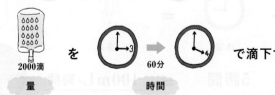

2000滴 を 60分 で滴下する．

量　　　　　時間

💗 投与するとき1分あたりの点滴の 速さ を求めるので,

 ÷ =

量 　　　 時間 　　　 速さ

2000滴 ÷ 60分 = 33.333…滴/分

1分あたり約33滴の速さで滴下する.

この速さのことを「滴下速度」というわ. 1分あたりの「滴下数」と呼ばれることもあるの.「○滴/分」と表すのよ.

500mLの生理食塩水を5時間かけて投与するには,約33滴/分になるように滴下数を調整すればいいのね！*

流量	→	1時間あたりで投与する量　mL/時	こっちは時間
滴下速度(滴下数)	→	1分あたりで投与する滴下数　滴/分	こっちは分

*臨床現場では1分間測る余裕もないので,さらに秒単位まで割り算して数えやすい秒数と滴下数を計算します.
　この場合は60秒（1分）を3で割ると「60÷3＝20秒,33.3÷3＝11.1滴」となり,20秒で11滴落ちていることを確認できればOKです.

• スペシャルチャレンジ！ •

1 輸液ポンプを50mL/時に設定し,500mLの輸液を午前10時から開始した.
終了予定時刻は何時か.（100回午後問題24改変）

2 500mLの輸液を50滴/分の速度で成人用輸液セット（20滴/mL）を用いて
順調に滴下し,現在80分が経過した. このときの輸液の残量を求めよ.
ただし,小数点以下の数値が得られた場合には,
小数点以下第1位を四捨五入すること.（105回午前問題90改変）

答え：① 午後8時（500÷50=10時間 / 10+10=20時） ② 300mL（50×80=4000滴 / 4000÷20=200mL / 500-200=300mL）

これもおぼえて

「滴下速度（滴下数）の計算は,この式を覚えればOKでしゅ！」

$$\text{1分あたりの滴下速度（滴/分）} = \frac{\text{点滴総量（mL）} \times \text{1mLあたりの滴下数（滴/mL）}}{\text{滴下時間（分）}}$$

●滴下数を求める問題

1 点滴静脈内注射500mL/2時間の指示があった．15滴で約1mLの輸液セットを使用した場合，1分間の滴下数を求めよ．（96回午前問題56改変）

前ページの式にあてはめると，

$$
\begin{aligned}
\text{1分あたりの滴下速度（滴／分）} &= \frac{500\text{mL} \times 15\text{滴}}{2\text{時間（}=120\text{分）}} \\
&= \frac{500 \times 15}{120} = \frac{500}{8} \\
&= \frac{125}{2} = 62.5\text{（滴／分）}
\end{aligned}
$$

2 500mLの輸液を2時間で行う指示が出された．20滴/mLの輸液セットを用いた場合の1分あたりの滴下数を求めよ．ただし，小数点以下の数値が得られた場合には，小数点以下第1位を四捨五入すること．（98回午後問題41改変）

3 点滴静脈内注射360mLを3時間で行う．一般用輸液セット（20滴/mL）を使用した場合の滴下数を求めよ．（100回午後問題45改変）

4 点滴静脈内注射750mL/5時間の指示があった．20滴/mLの輸液セットを使用した場合の1分間の滴下数を求めよ．（101回午後問題46改変）

5 点滴静脈内注射1800mL/日を行う．一般用輸液セット（20滴/mL）を使用した場合の1分間の滴下数を求めよ．（102回午後問題18改変）

6 体重9.6kgの患児に，小児用輸液セット（60滴/1mL）を用いて体重1kgあたり1日100mLの輸液を行う．このときの1分間の滴下数を求めよ．（106回午後問題90改変）

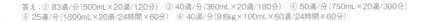

答え：② 83滴/分（500mL×20滴/120分）　③ 40滴/分（360mL×20滴/180分）　④ 50滴/分（750mL×20滴/300分）
⑤ 25滴/分（1800mL×20滴/24時間×60分）　⑥ 40滴/分（9.6kg×100mL×60滴/24時間×60分）

●割合を使って速さを求める問題

1 「10%塩酸リドカイン液10mLをブドウ糖液と混合し500mLにして2mg/分で点滴静脈内注射」が処方された．滴下速度を求めよ．（94回午前問題61改変）

問題文を図にするとこんな感じ．

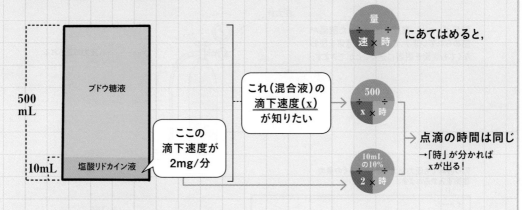

1 割合を使って「塩酸リドカイン」の量を出す．

$$10mL \times 10\% = 10 \times 0.1$$
$$= \underline{1mL}$$

1mL=1g=1000mg（58ページ）

塩酸リドカインの量は1000mg

（計算するために，速さ2mg/分と単位を合わせる）

2 点滴の時間が出せる．

 なので，$1000mg \div 2mg/分 = \underline{500分}$

3 「時」が分かったのでxが出せる．

 なので，$500mL \div 500分 = \underline{1mL/分}$

●比を使って時間を求める問題

1 酸素を3L/分で吸入している患者．移送時に使用する500L酸素ボンベ（14.7MPa
充填）の内圧計は4.4MPaを示している．使用可能時間（分）を求めよ．ただし，小
数点以下の数値が得られた場合には，小数点以下第1位を四捨五入すること．
（102回午後問題90）

酸素ボンベは，高圧で圧縮された酸素が
詰められています．これにより，電気を使わ
なくても酸素を患者に送ることができます．

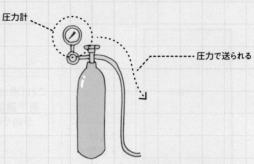

圧力計

圧力で送られる

同じ容器でも圧力が大きいとより多くの量の
酸素を入れられます．

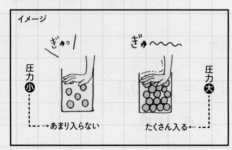

イメージ

ぎゅっ！　　　ぎゅ〜

圧力 小　　　　　　　　　　　圧力 大

→あまり入らない　　　　たくさん入る←

問題文の「14.7MPa」は，
圧力の大きさを表します．

MPa

"100万"　　圧力を
を表す　　表す単位

問題文は，満タンの状態で14.7MPaの圧力で圧縮された500Lの量の酸素が
入っているということ．そこから使われて4.4MPaに小さくなっている．
この状態でどれくらいの量の酸素が入っているかを計算する．

「500L酸素ボンベ（14.7MPa充填）」

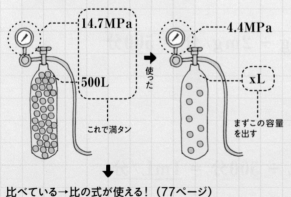

14.7MPa

500L

これで満タン

4.4MPa

xL

まずこの容量
を出す

使った

比べている→比の式が使える！（77ページ）

$$14.7 : 500 = 4.4 : x$$ ---- 内側どうし，
外側どうしを
かける

$$14.7x = 500 \times 4.4$$

$$14.7x = 2200$$ ---- 左右それぞれを14.7
で割って「x=●」の
かたちにする

$$\frac{14.7x}{14.7} = \frac{2200}{14.7}$$

$$x = \frac{2200}{14.7}$$

次の計算を
しやすくするために
このまま

次に，$\frac{2200}{14.7}$Lを1分で3L使うとき，何分もつのかを計算する．

$$\frac{2200}{14.7}\text{ L} \quad\text{――――――} \quad 量$$

$$1分に3L=3L／分 \quad\text{――――} \quad 速さ$$

$$y分間使用する \quad\text{――――} \quad 時間$$

だから，

$$y=\frac{2200}{14.7}\div 3$$

$$y=\frac{2200}{14.7}\times\frac{1}{3}=\frac{2200}{44.1}$$

$$\downarrow$$

$$44.1\,)\overline{2200}$$

$$\downarrow$$

$$441\,)\overline{22000}$$

割る数を整数に（62ページ）

$$
\begin{array}{r}
49.88\cdots \\
441\,)\overline{22000} \\
1764 \\
\hline
4360 \\
3969 \\
\hline
3910 \\
3528 \\
\hline
3820 \\
3528 \\
\hline
\vdots
\end{array}
$$

$$y=49.88\cdots$$

小数点第1位で四捨五入（69ページ）なので，

$$y=\underline{50}$$

2 3L／分で酸素療法中の入院患者が，500L酸素ボンベ（14.7MPaで充填）を用いて移動した．現在の酸素ボンベの圧力計は5MPaを示している．酸素ボンベの残りの使用可能時間を求めよ．ただし，小数点以下の数値が得られた場合には，小数点以下第1位を四捨五入すること．（107回午前問題90）

3 酸素吸入を2L／分でしている患者．移送時に使用する500L酸素ボンベ（150kg/cm²充填）の内圧計が90を示している．使用可能時間を求めよ．（94回午前問題59）

答え：② 57分（14.7:500=5:x／500×5=14.7x／y=$\frac{x}{3}$=56.6・・・≒57分）
③ 150分（1時間30分）（150:500=90:x／500×90=150x／x=300／y=$\frac{x}{2}$=150分）

3. 物理

2人の距離が近づけば，重い荷物だって平気！

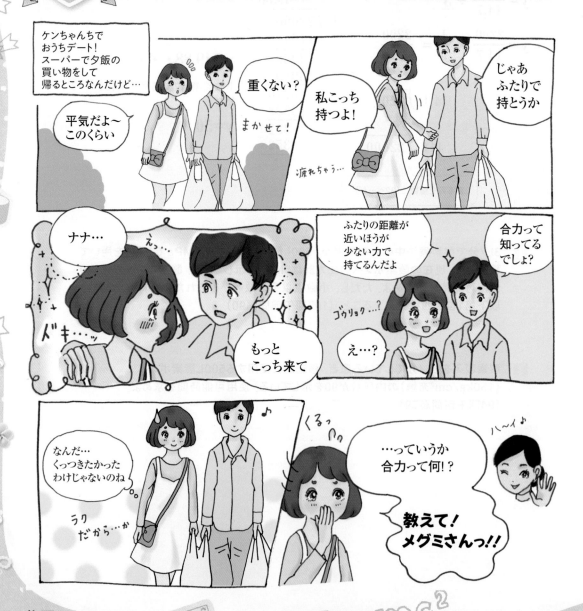

合力を理解するには, まずは
力とは何なのかを知る必要があるわ.

力の種類

重力
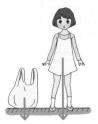
地球が物体を地球の
中心に向かって引く力

筋力による力
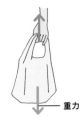
— 重力
筋力によって荷物を
持ち上げる力

垂直抗力
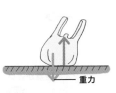
— 重力
床が荷物を
押し返す力

力の種類にはほかにも,
物を引きずるときに生じる摩擦力や,
磁石どうしが引き合う磁力などがあるんでしゅ

力のはたらき

①物体を変形させる

力がかかると
ボールがへこむ

②物体を支える

支える力がはた
らいているから
袋は落ちない

③物体の向きや速さを変える

力を加えると
ボールが転がる

力は目に見えないから,
大きさや向きが分かるように矢印で表すのよ.

力の大きさ＝矢印の**長さ**

力の向き＝矢印の**方向**

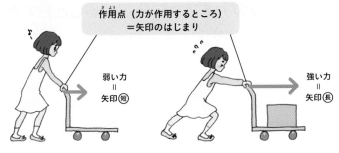

作用点（力が作用するところ）
＝矢印のはじまり

弱い力
＝
矢印短

強い力
＝
矢印長

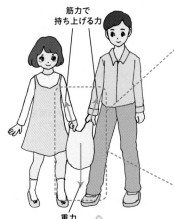

筋力で
持ち上げる力

重力

作用点　　　作用点

矢印を
移動させる

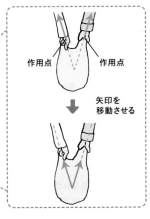

矢印の長さと向きが変わ
らなければ, 矢印を移動
させても力のはたらきは
変わらないんでしゅ. 2つ
の力を合わせた合力を求
めるときは, 矢印を移動
させて考えるんでしゅ！

> 2つの力が合わさった力を合力と言うの.
> 合力は平行四辺形を描いて求めることができるのよ.

力を合成する方法

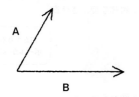

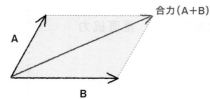

合力（A＋B）

> AとBの合力
> ＝
> Aの矢印とBの矢印を
> 2辺とする平行四辺形
> の対角線

2人の距離が遠い　　　　　2人の距離が近い

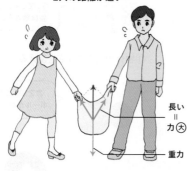

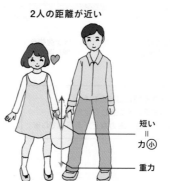

長い
＝
力（大）

重力

短い
＝
力（小）

重力

> 2人の距離が近いほうが
> 小さな力で荷物を持てる!

> 力の合成とは逆に,
> 1つの力を2つに分解することもできるの.

力を分解する方法

もとの力

分力A

分力B

分力A

分力B

> 1つの力を2つに
> 分解する方法は
> 無数にあるんでしゅ

重力の分解　斜面での重力は,斜面に平行な力（A）と垂直な力（B）に分解できる

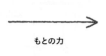

短い＝力（小）

A

B

重力

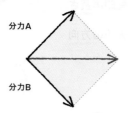

長い＝力（大）

A　　B

重力

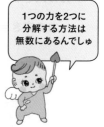

A：ボールが斜面を
　　すべり落ちようとする力

B：ボールが斜面を
　　垂直に押す力

ゆるやかな斜面では
Aの分力が小さくなるので,ボールはゆっくり転がる

急な斜面では
Aの分力が大きくなるので,ボールは速く転がる

1 地球が物体を地球の中心に向かって引く力を（　　　　　　　[A]）という.

2 面に接した物体が, 面から垂直に受ける力（　　　　　　　[B]）という.

3 下の図に, [A]と[B]の矢印を書きましょう.

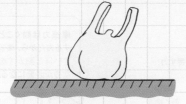

4 2つの力が合わさった力を（　　　　　　[C]）という.

5 下の図のaとbとを合わせた力[C]の矢印を書いてみよう.

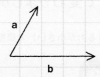

6 下の図のaとbとでは, どちらの[C]が大きいでしょう.

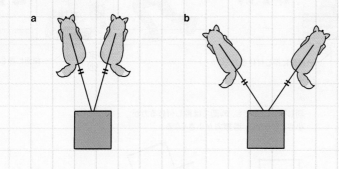

答え：① 重力　② 垂直抗力　④ 合力　⑥ a

床の上に置いた物を動かそうとすると,床と物が
触れ合う面に,動く向きと逆向きの力が
はたらきましゅ.これを摩擦力というんでしゅ.

手で押す力>摩擦力 になると,ダンボール箱は動き出す

摩擦力は動くことに抵抗(ていこう)する力だから,摩擦力が大きいほど動かすのに大きな力が必要になるんでしゅ

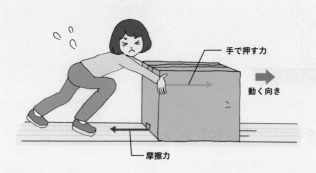

- 手で押す力
- 動く向き
- 摩擦力

摩擦力の大きさは,
物体の重さ(接触面に押し付ける力)で変わりましゅ.

重い(押し付ける力が大きい)と摩擦力は大きくなり,　　軽い(押し付ける力が小さい)と摩擦力は小さくなる

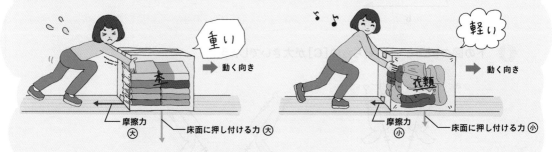

重い

動く向き

摩擦力 (大)　　床面に押し付ける力 (大)

軽い

動く向き

摩擦力 (小)　　床面に押し付ける力 (小)

同じ重さの物でも,斜面では押し付ける力が
小さくなるから,摩擦力が小さくなる

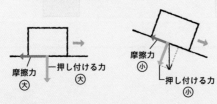

摩擦力 (大)　　押し付ける力 (大)

摩擦力 (小)　　押し付ける力 (小)

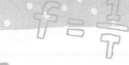

1️⃣ 床の上に置いた物を動かそうとするとき, 床と物が触れ合う面に, 動く向きと逆向きにはたらく力を(　　　　　[A])という.

2️⃣ [A]の大きさは物体の(　　　　　)で変わる.

答え:① 摩擦力 ② 重さ

料理を運ぶときは脇^{わき}をしめて！

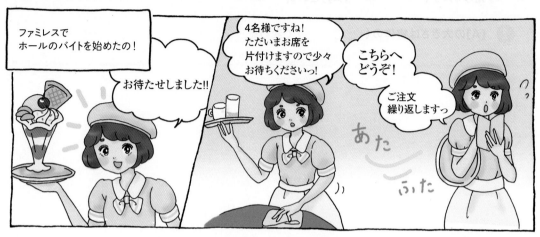

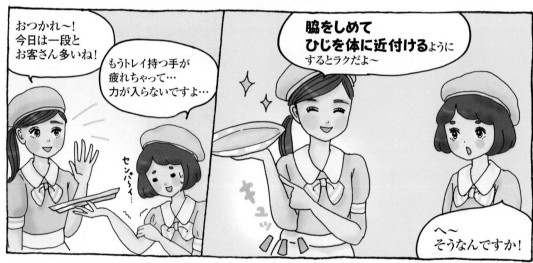

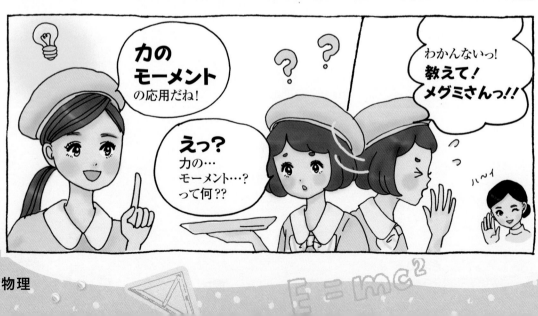

物を回転させようとする能力を力のモーメントと
言うのよ. 力のモーメントの大きさは, 加える力と
回転中心からの距離によって決まるの.

力のモーメント ＝ 加える力の大きさ ✕ 回転中心からの距離

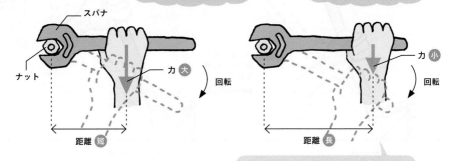

スパナ

ナット

力 大

回転

距離 短

力 小

回転

距離 長

こっちのほうが小さい力でまわせる!

チャレンジ!

① スパナを短く持つとナットをしめるのに必要な力は(大きく ・ 小さく)なる.

② スパナを長く持つとナットをしめるのに必要な力は(大きく ・ 小さく)なる.

③ 力のモーメントを大きくするには回転中心からの距離を(長く ・ 短く)すればよい.

答え:①大きく ②小さく ③長く

物を持つときにも, 力のモーメントがはたらくのよ.

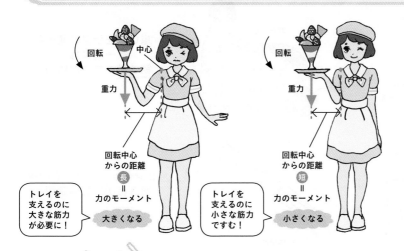

回転

中心

重力

回転中心
からの距離
長

力のモーメント
＝
大きくなる

トレイを
支えるのに
大きな筋力
が必要に!

回転

重力

回転中心
からの距離
短

力のモーメント
＝
小さくなる

トレイを
支えるのに
小さな筋力
ですむ!

料理をのせたトレイを
手に持つと, 重力という
下向きの力がかかるか
ら, 左回りの力のモーメ
ントがはたらくんでしゅ

小さな力で物を動かすには「てこの原理」が活用される
けど，てこの原理も力のモーメントで説明できるのよ.

てこの原理

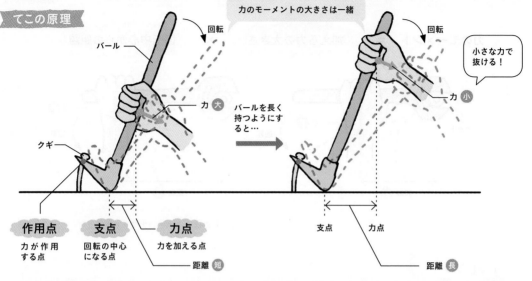

力のモーメントの大きさは一緒

バール

回転

力 大

クギ

バールを長く
持つようにす
ると…

回転

力 小

小さな力で
抜ける！

作用点
力が作用
する点

支点
回転の中心
になる点

力点
力を加える点

距離 短

支点　力点

距離 長

てこは，支点，力点，作用点の位置関係によって
3つに分類されるわ.

第1種のてこ

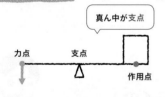

真ん中が支点

力点　支点

作用点

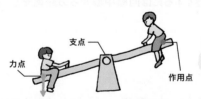

支点

力点

作用点

シーソーは
第1種のてこの応用！

第2種のてこ

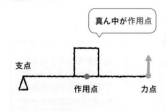

真ん中が作用点

支点

作用点　力点

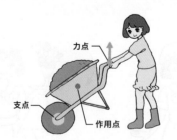

力点

支点

作用点

重い物をラクに運べる
一輪車は
第2種のてこの応用！

第3種のてこ

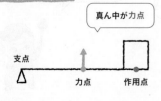

真ん中が力点

支点

力点　作用点

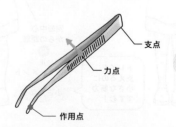

支点

力点

作用点

ピンセットではさむのは
第3種のてこの応用！

看護の現場では，患者さんのからだの向きを
かえるときに応用されているのよ．

1 患者さんのからだを起こす

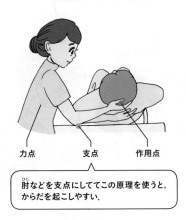

力点　　　支点　　　作用点

肘などを支点にしてこの原理を使うと，
からだを起こしやすい．

このように，寝たきりの患者さんの体位を介助者が
かえてあげることを体位変換と呼ぶ．褥瘡（床ずれ）
の防止や食事などの目的で行われる．

2 仰向けから横向きへ
からだの向きをかえる

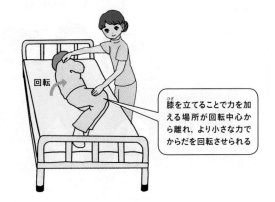

回転

膝を立てることで力を加
える場所が回転中心か
ら離れ，より小さな力で
からだを回転させられる

筋肉や骨などの動きの関係を活用することを
「ボディメカニクス」と呼びましゅ．そのポイン
トは「安定性」と「効率性」で，これは効率性に
つながる考え方でしゅ（安定性は102ページ）

チャレンジ！

1 力が作用する点を（　　　　　　　　）という．

2 回転の中心になる点を（　　　　　　　　）という．

3 力を加える点を（　　　　　　　）という．

4 バールを短く持つようにすると，クギを抜くのに必要な力は（　大きく　or　小さく　）なる．

5 力のモーメントを大きくするには支点と力点の距離を（　長く　or　短く　）すればよい．

答え：① 作用点　② 支点　③ 力点　④ 大きく　⑤ 長く

綱引きでは足を広げて腰を落とす！

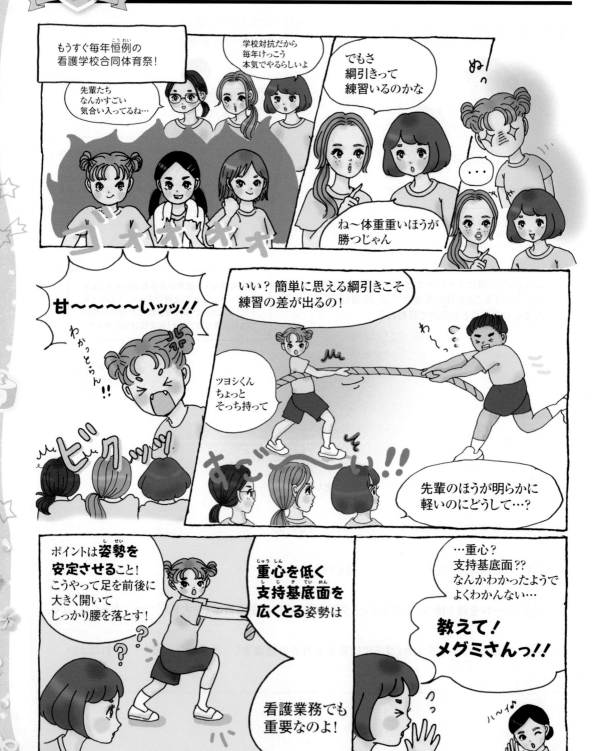

安定した姿勢を理解するには,
まず重心と支持基底面が何かを知る必要があるわ.

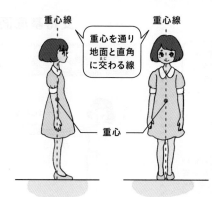

重心

重さ(重力)の
中心のこと

重心線

重心を通り地面(じめん)と直角(ちょっかく)に交わる線

重心線

重心

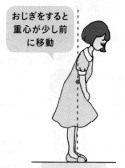

おじぎをすると重心が少し前に移動

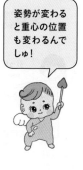

姿勢が変わると重心の位置も変わるんでしゅ!

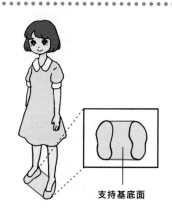

支持基底面

物体の重さ(重力)を
支えている面のこと

支持基底面

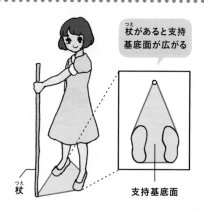

杖(つえ)があると支持基底面が広がる

杖(つえ)

支持基底面

重心線が支持基底面からはみ出ると,
姿勢を維持(いじ)できなくなって倒(たお)れてしまうの.

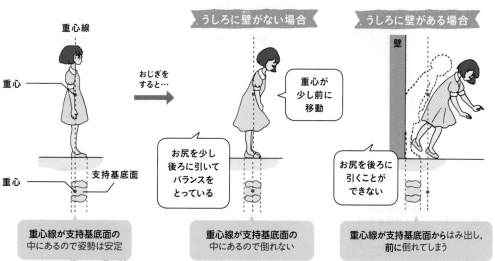

重心線

重心

重心

支持基底面

重心線が支持基底面の
中にあるので姿勢は安定

おじぎをすると…

うしろに壁がない場合

重心が少し前に移動

お尻を少し後ろに引いてバランスをとっている

重心線が支持基底面の
中にあるので倒れない

うしろに壁がある場合

壁

お尻を後ろに引くことができない

重心線が支持基底面からはみ出し,
前に倒れてしまう

姿勢を安定させて倒れにくくするには, 重心を低くしたり, 支持基底面を広くしたりすればいいのよ.

重心の高さ

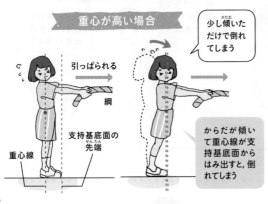

少し傾いた<ruby>傾<rt>かたむ</rt></ruby>いただけで倒れてしまう

引っぱられる

綱

支持基底面の<ruby>先端<rt>せんたん</rt></ruby>

重心線

からだが傾いて重心線が支持基底面からはみ出すと, 倒れてしまう

重心が低い場合

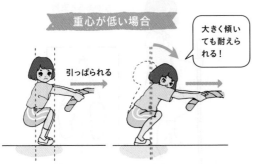

引っぱられる

大きく傾いても耐えられる!

支持基底面の広さ

支持基底面が狭い場合

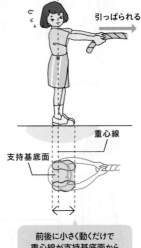

引っぱられる

重心線

支持基底面

前後に小さく動くだけで重心線が支持基底面からはみ出してしまう

＝

倒れやすい

支持基底面が広い場合

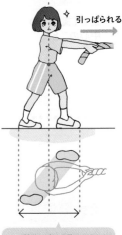

引っぱられる

前後に大きく動いても重心線が支持基底面からはみ出さない

＝

倒れにくい

重心や支持基底面を知っていると, 患者さんの<ruby>移乗<rt>いじょう</rt></ruby>に役立てられるわ.

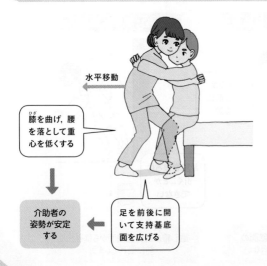

水平移動

<ruby>膝<rt>ひざ</rt></ruby>を曲げ, 腰を落として重心を低くする

↓

介助者の姿勢が安定する

←

足を前後に開いて支持基底面を広げる

移乗とは,「車椅子→ベッド」などに移ること.
自力での移乗が難しい場合, <ruby>介助<rt>かいじょ</rt></ruby>者がサポートする.

これは, ボディメカニクスの安定性にかかわっていましゅ(99ページ)

❶ 重力の中心のことを（　　　　　）という.

❷ 物体の重力を支えている面のことを（　　　　　）という.

❸ 姿勢を安定させて倒れにくくするには, 重心を（　低く　or　高く　）し,
支持基底面を（　狭く　or　広く　）すればよい.

答え：① 重心　② 支持基底面　③ 低く / 広く

4. 化学

ミネラルはアルファベットで表せる!?

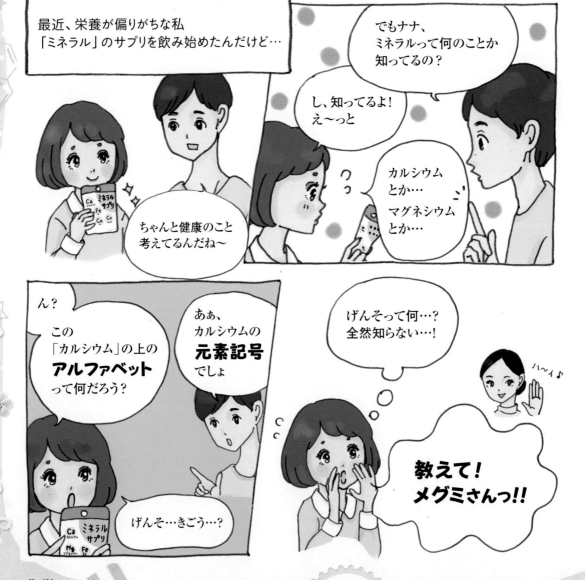

最近、栄養が偏りがちな私「ミネラル」のサプリを飲み始めたんだけど…

でもナナ、ミネラルって何のことか知ってるの？

し、知ってるよ！え〜っと

カルシウムとか…マグネシウムとか…

ちゃんと健康のこと考えてるんだね〜

ん？この「カルシウム」の上のアルファベットって何だろう？

あぁ、カルシウムの元素記号でしょ

げんそって何…？全然知らない…！

げんそ…きごう…？

教えて！メグミさんっ!!

すべての物質は, 原子が組み合わさってできているの.

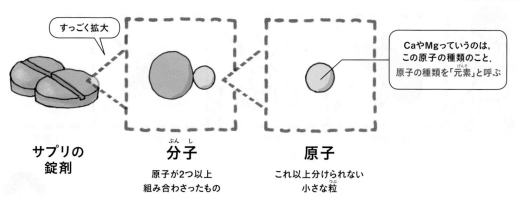

すっごく拡大

サプリの
錠剤

分子
原子が2つ以上
組み合わさったもの

原子
これ以上分けられない
小さな粒

CaやMgっていうのは,
この原子の種類のこと.
原子の種類を「元素」と呼ぶ

たとえば, こんな分子が身近にあるわ.

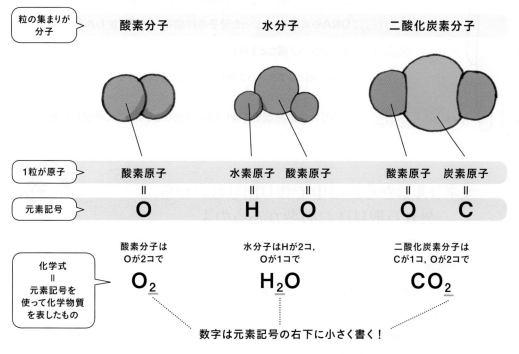

粒の集まりが
分子

酸素分子　　　　　　水分子　　　　　　二酸化炭素分子

1粒が原子

酸素原子　　　水素原子　酸素原子　　　酸素原子　炭素原子
＝　　　　　　＝　　　　＝　　　　　　＝　　　　＝

元素記号

O　　　　　H　　O　　　　O　　C

化学式
＝
元素記号を
使って化学物質
を表したもの

酸素分子は
Oが2コで
O_2

水分子はHが2コ,
Oが1コで
H_2O

二酸化炭素分子は
Cが1コ, Oが2コで
CO_2

数字は元素記号の右下に小さく書く！

原子の種類はアルファベットの
「元素記号」で表すことができるんでしゅ

人のからだも, 原子が集まってできているのよ.

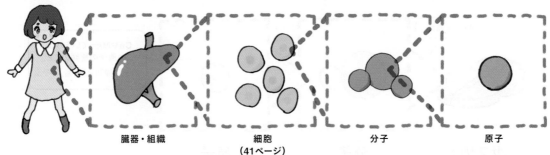

臓器・組織　　　細胞　　　　　分子　　　　　原子
　　　　　　　（41ページ）

人のからだは, おもに4つの元素でできているの.

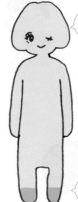

96% **元素四天王** ：からだを構成するタンパク質や脂質, 水分などのおもな成分

　　　酸素(O) ：エネルギー (ATP) を産み出すのに利用される (17ページ).
　　　　　　　　　水 (H_2O) として存在し, 全体の約6割を占める

　　　炭素(C) ：DNAやホルモンといった分子の枠組みとして多く使われる

　　　水素(H) ：水やタンパク質などを構成する

　　　窒素(N) ：筋肉の基となるタンパク質やDNAなどを構成する

　4% **ミネラル** ：からだの生理機能を維持したり, 調整したりするのに必要な元素

ミネラルはからだの中で作り出せないから,
外から取り込む必要があるのよ.

からだに必要なミネラル

名前	記号	体内でのはたらき	名前	記号	体内でのはたらき
ナトリウム	Na	浸透圧やpHを調節する	鉄	Fe	赤血球中のヘモグロビンを作る
カリウム	K	浸透圧やpHを調節する	亜鉛	Zn	体内のさまざまな酵素の活性を維持する
カルシウム	Ca	骨や歯を作る. 神経や筋の興奮を調節する.	銅	Cu	エネルギー生成やヘモグロビン合成に必要
マグネシウム	Mg	骨や歯を作る. 体内の酵素反応に関与する	マンガン	Mn	酵素の構成成分になったり, 酵素を活性化したりする
リン	P	エネルギー代謝や細胞膜の合成などに必要	ヨウ素	I	甲状腺ホルモンを構成する

1 すべての物質は,（　　　　　　[A]）が組み合わさってできている.

2 [A]の種類を（　　　　　　[B]）と呼ぶ

3 [B]はアルファベットの（　　　　　　[C]）で表すことができる.

4 （　　　　　　）とは[C]を使って化学物質を表したものである.

5 人のからだには主に（　　　　　）（　　　　　）（　　　　　）（　　　　　）の
4つの元素からできている.

6 からだの生理機能を維持したり, 調整したりするのに必要な成分のことを
（　　　　　　[D]）という.

7 浸透圧やpHを調節している[D]は,（　　　　　　）や（　　　　　　）である.

答え：① 原子　② 元素　③ 元素記号　④ 化学式　⑤ 酸素 / 炭素 / 水素 / 窒素　⑥ ミネラル　⑦ Na（ナトリウム）/ K（カリウム）

Chemistry 02 イオン

電解質がとれる飲み物って何？

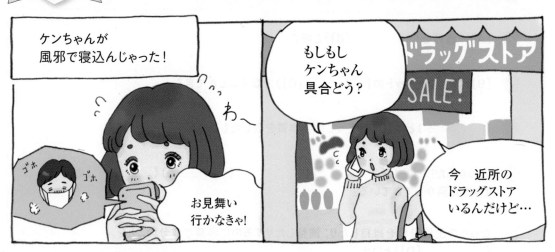

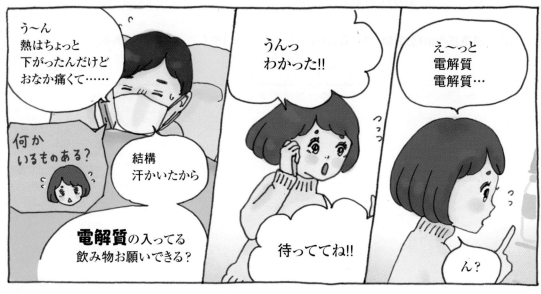

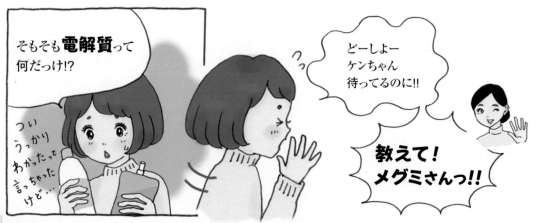

電解質とは，水に溶けたときにイオンの状態になるもののことよ．電解質の話をするには，まずは原子の構造から説明しないといけないわね．

原子の構造

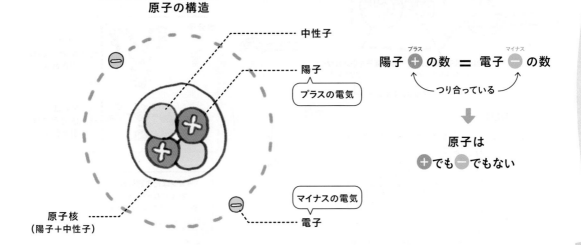

- 中性子
- 陽子 ── プラスの電気
- 原子核（陽子＋中性子）
- マイナスの電気 ── 電子

陽子 ⊕ の数 ＝ 電子 ⊖ の数
つり合っている

↓

原子は ⊕でも⊖でもない

原子によっては，⊕や⊖になりたがるものがあるの．

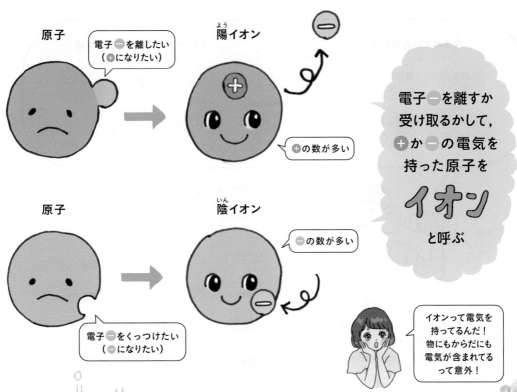

原子 → 陽イオン
電子⊖を離したい（⊕になりたい）
⊕の数が多い

原子 → 陰イオン
⊖の数が多い
電子⊖をくっつけたい（⊖になりたい）

電子⊖を離すか受け取るかして，⊕か⊖の電気を持った原子を **イオン** と呼ぶ

イオンって電気を持ってるんだ！物にもからだにも電気が含まれてるって意外！

代表的な電解質が食塩（NaCl）よ.

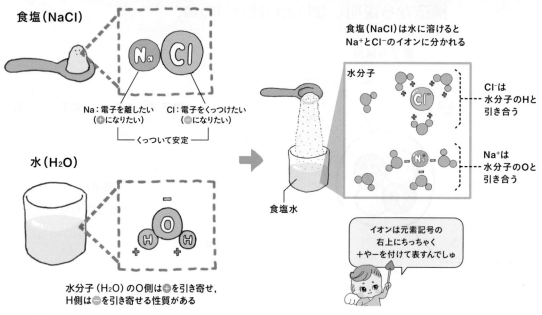

食塩（NaCl）

Na：電子を離したい　　　Cl：電子をくっつけたい
（➕になりたい）　　　　　（➖になりたい）

└─── くっついて安定 ───┘

水（H₂O）

水分子（H₂O）のO側は➕を引き寄せ,
H側は➖を引き寄せる性質がある

食塩（NaCl）は水に溶けると
Na^+とCl^-のイオンに分かれる

水分子

食塩水

Cl^-は
水分子のHと
引き合う

Na^+は
水分子のOと
引き合う

イオンは元素記号の
右上にちっちゃく
＋や一を付けて表すんでしゅ

イオンはからだの中で重要なはたらきをしているのよ.

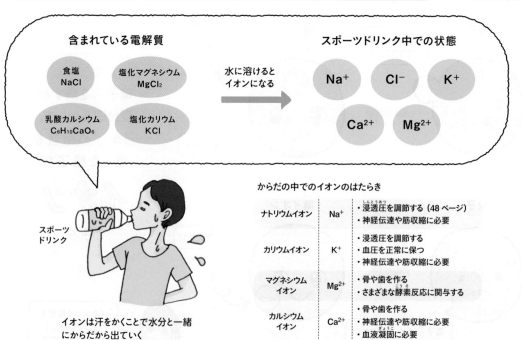

含まれている電解質

| 食塩 NaCl | 塩化マグネシウム MgCl₂ |
| 乳酸カルシウム C₆H₁₀CaO₆ | 塩化カリウム KCl |

水に溶けると
イオンになる

スポーツドリンク中での状態

Na^+　Cl^-　K^+
Ca^{2+}　Mg^{2+}

スポーツ
ドリンク

イオンは汗をかくことで水分と一緒
にからだから出ていく

➡ 汗をかいたら水分だけじゃなく
イオンも必要！

からだの中でのイオンのはたらき

ナトリウムイオン	Na^+	・浸透圧を調節する（48ページ） ・神経伝達や筋収縮に必要
カリウムイオン	K^+	・浸透圧を調節する ・血圧を正常に保つ ・神経伝達や筋収縮に必要
マグネシウムイオン	Mg^{2+}	・骨や歯を作る ・さまざまな酵素反応に関与する
カルシウムイオン	Ca^{2+}	・骨や歯を作る ・神経伝達や筋収縮に必要 ・血液凝固に必要
塩化物イオン	Cl^-	・浸透圧を調節する ・胃酸の成分になる

チャレンジ！

1 空欄を埋めましょう.

1 水に溶けたときに（　　　　　[A]）の状態になるものを電解質という.

2 [A]には, 電子を離した（　　　　　）と電子を受け取った（　　　　　）がある.

3 食塩（NaCl）は, 水に溶けたとき（　　　　　）と（　　　　　）の[A]に分かれる.

2 以下の図の空欄を埋めましょう.

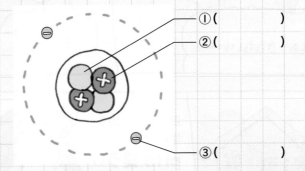

①（　　　　　）
②（　　　　　）
③（　　　　　）

3 イオンの名前とそのはたらきを線で結んでみよう.
複数のはたらきがあるイオンもあります.

A Na⁺（ナトリウムイオン）・　　　・a 浸透圧を調節する. 神経伝達や筋収縮に必要.
B K⁺（カリウムイオン）・　　　・b 骨や歯をつくる.
C Mg²⁺（マグネシウムイオン）・　　　・c 血圧を正常に保つ.
D Ca²⁺（カルシウムイオン）・　　　・d 血液凝固に必要.
E Cl⁻（塩化物イオン）・　　　・e 胃酸の成分になる.

答え：1① イオン　②陽イオン／陰イオン　③ Na⁺／Cl⁻　2① 中性子 ②陽子 ③電子　3 A-a　B-a,c　C-b　D-b,d　E-a,e

111

温泉によってpHが違う?

久しぶりの家族旅行!
お母さんと妹と温泉でのんびり♡

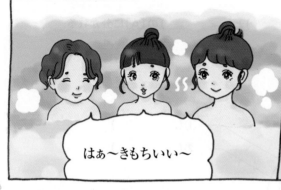

はぁ〜きもちいい〜

きもちいーけどさぁ
ウチなんか
肌がピリピリしてきた!

えっ
肌 弱いのかなぁ?

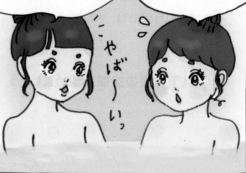

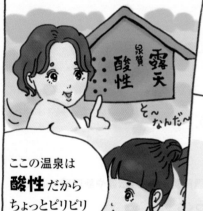

泉質
酸性

露天

そ〜
なんだ〜

ここの温泉は
酸性だから
ちょっとピリピリ
感じるのよ

温泉は湧き出る
場所によって
pHが違うの

pHが高い
アルカリ性の
温泉だと
ぬるっとしているのよ

ママ詳しい!
さすが
温泉好きだね〜

てかさ おねーちゃん
pHとか酸性とか
どーゆー意味?

う…
私に聞かれても
わかんないよ…

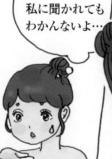

pHとか酸性って
なんのこと?

**教えて!
メグミさんっ!!**

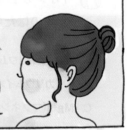

酸性の液体はなめるとすっぱく感じ，
アルカリ性の液体はなめると苦く感じるの.

酸性

- なめるとすっぱい！
- 青色リトマス紙に
  つけると赤色に変わる

青色リトマス紙 → 赤くなる

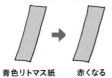

身近な酸性のモノ

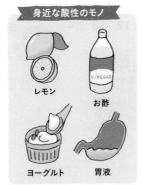

レモン

お酢

ヨーグルト　胃液

アルカリ性

- なめると苦い！
- 赤色リトマス紙に
  つけると青色に変わる

赤色リトマス紙 → 青くなる

身近なアルカリ性のモノ

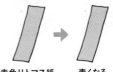

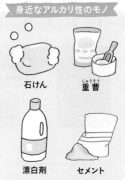

石けん　重曹（じゅうそう）

漂白剤　セメント

液体が酸性かアルカリ性かは，
H$^+$（水素イオン）の濃さで決まるのよ.

酸性 ➡ H$^+$が多い　　　　中性　　　　アルカリ性 ➡ H$^+$が少ない

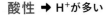

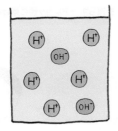

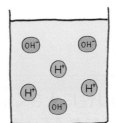

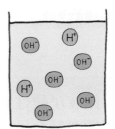

酸性・アルカリ性の度合いはpH（ピーエイチ）を使って表すの.

pH

| 1 | 2 | 3 | 4 | 5 | 6 | ⑦ | 8 | 9 | 10 | 11 | 12 | 13 |

酸性 ⟵------------------------------ 中性 ------------------------------⟶ アルカリ性

酸性の
温泉はピリッ
とする

うちのお風呂
（水道水）は
なにも感じない

アルカリ性の
温泉は
ぬるっとする*

*皮膚の表面
の脂が少し溶
けるため

私たちのからだの血液は，pHが約7.4に保たれているの．

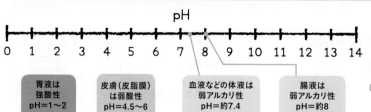

pH

| 0 | 1 | 2 | 3 | 4 | 5 | 6 | 7 | 8 | 9 | 10 | 11 | 12 | 13 | 14 |

胃液は
強酸性
pH=1〜2

皮膚（皮脂膜）
は弱酸性
pH=4.5〜6

尿は弱酸性
pH=4.5〜7

血液などの体液は
弱アルカリ性
pH=約7.4

腸液は
弱アルカリ性
pH=約8

血液以外にもいろんな
体液があって，
からだの中でさまざまな
機能がはたらくには，
それぞれの体液に適した
pHがあるんでしゅ

pHを一定に保つために，体内ではH⁺（水素イオン）を
増やしたり減らしたりする化学反応が常に起きているのよ．

肺
でCO₂を調節

H⁺を増減
＝
pHを正常に保つ

腎臓
でHCO₃⁻を調節

H⁺を増やす→酸性に傾ける

H⁺を減らす→アルカリ性に傾ける

体液が酸性やアルカリ性に大きく傾いた
状態が続くと，命が危険になることもあるわ！

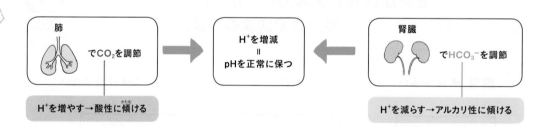

酸性
に傾く
＝

体液
pH=約7.4

アルカリ性
に傾く
＝

アシドーシス　＜H⁺を減らせない！

H⁺が減りすぎる！＞　アルカローシス

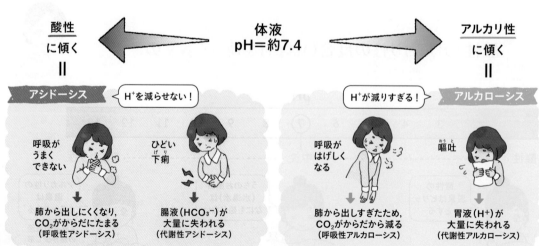

呼吸が
うまく
できない
↓
肺から出しにくくなり，
CO₂がからだにたまる
（呼吸性アシドーシス）

ひどい
下痢
↓
腸液（HCO₃⁻）が
大量に失われる
（代謝性アシドーシス）

呼吸が
はげしく
なる
↓
肺から出しすぎたため，
CO₂がからだから減る
（呼吸性アルカローシス）

嘔吐
↓
胃液（H⁺）が
大量に失われる
（代謝性アルカローシス）

① 青色リトマス紙につけると赤色に変わるのは（　酸性　or　アルカリ性　）である．

② 液体が酸性かアルカリ性かは，（　　　　[A]）の濃さで決まる．
[A]が多いと（　酸性　or　アルカリ性　）である．

③ 酸性，アルカリ性の度合いは（　　　　[B]）を使って表す．
数字が大きいほど（　酸性　or　アルカリ性　）である．

④ 以下の体液の[B]を下のa〜eより選んでみよう．

A 胃液　（　　　）
B 尿　　（　　　）
C 腸液　（　　　）
D 血液　（　　　）

a 4.5〜7　b 8　c 7.4　d 1〜2　e 12

答え：① 酸性　② H⁺ / 酸性　③ pH / アルカリ性　④ A-d　B-a　C-b　D-c

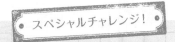

スペシャルチャレンジ！

1 酸塩基平衡の異常と原因の組合せで正しいのはどれか．（第102回午前29）

1. 代謝性アルカローシス ── 下痢
2. 代謝性アシドーシス ── 嘔吐
3. 代謝性アシドーシス ── 慢性腎不全
4. 呼吸性アシドーシス ── 過換気症候群

2 呼吸性アシドーシスをきたすのはどれか．（第101回午後81）

1. 飢餓　2. 過換気　3. 敗血症　4. CO_2ナルコーシス　5. 乳酸アシドーシス

3 頻回の嘔吐で生じやすいのはどれか．（第107回午前12）

1. 血尿　2. 低体温　3. 体重増加　4. アルカローシス

答え：① 3　② 4　③ 4

氷にもお湯にもなる水のフシギ

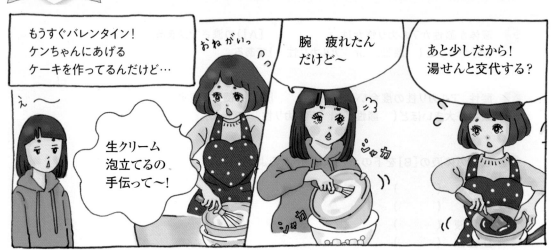

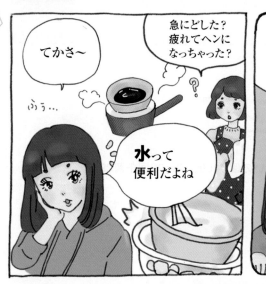

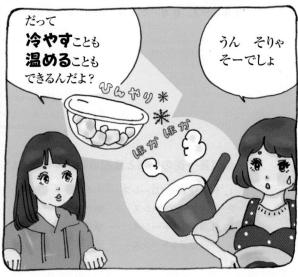

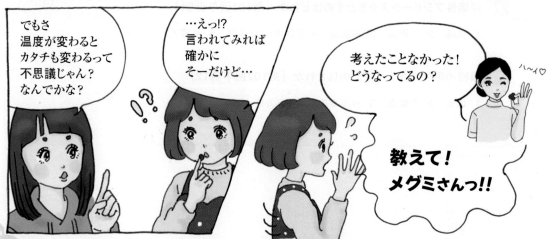

> # 水がカタチを変えるのは，温度によって 水分子の動きやすさが変わるからなのよ．

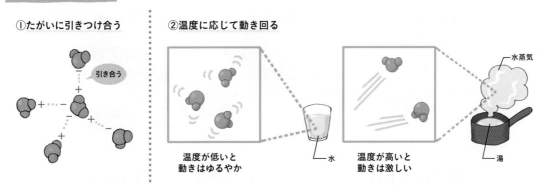

①たがいに引きつけ合う

引き合う

②温度に応じて動き回る

温度が低いと
動きはゆるやか

水

温度が高いと
動きは激しい

水蒸気

湯

物質が温度などの変化によって固体・液体・気体に変化すること ＝ 状態変化

温度が低いと分子どうしが
がっちり引き合って動けない

温度が上がると分子の
動きが活発になり，少し
自由に動けるようになる

さらに温度が上がると
分子は完全に自由に
動き回れるようになる

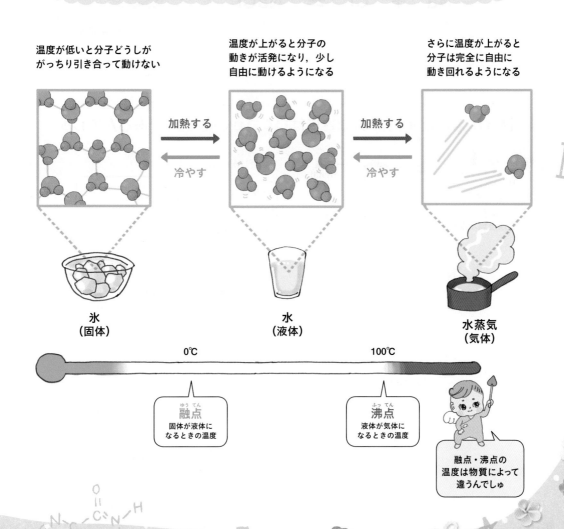

加熱する

冷やす

加熱する

冷やす

氷
（固体）

水
（液体）

水蒸気
（気体）

0℃

100℃

融点
（ゆうてん）
固体が液体に
なるときの温度

沸点
（ふってん）
液体が気体に
なるときの温度

融点・沸点の
温度は物質によって
違うんでしゅ

「原子や分子は小さすぎて1個ずつ数えられないから，
パックに詰めてまとめて1mol（モル）って数えるんでしゅ.」

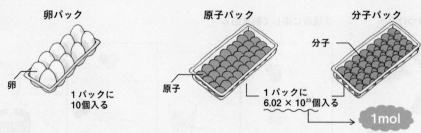

卵パック

卵

1パックに
10個入る

原子パック

原子

1パックに
6.02×10^{23}個入る

分子パック

分子

1mol

「原子や分子は種類によって重さが決まってるんでしゅ.」

♥ たとえば

食塩なら…

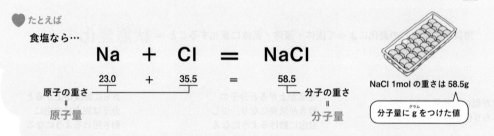

$$Na + Cl = NaCl$$

原子の重さ 23.0 + 35.5 = 58.5 分子の重さ

＝ 原子量

＝ 分子量

NaCl 1mol の重さは 58.5g

分子量に g（グラム）をつけた値

「物質が溶けた水溶液の濃さにはいくつかの表し方があるんでしゅ.」

♥ たとえば

1L の水に
食塩 9g を
溶かした
生理食塩水なら…

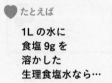

食塩
（NaCl）
9g

水 1L
（= 1000g）

NaCl は水に溶けると

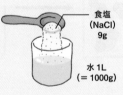

Na^+ と Cl^- の

イオンについては
110 ページへ！

イオンに分かれる

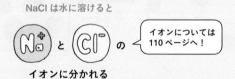

NaClの量を「g」で考える	NaClの量を「mol」で考える
①質量パーセント濃度 [%]	②モル濃度 [mol/L]

全体の質量（重さ）は

$$1000 + 9 = 1009g$$

濃度は

$$\frac{9}{1009} \times 100 ≒ 0.9\%$$

NaCl は 1mol で 58.5g
9g のモル数は

$$1 : 58.5 = x : 9$$
$$58.5x = 9$$
$$x = \frac{9}{58.5}$$
$$≒ 0.154mol$$
$$= 154mmol$$

濃度は

$$\frac{154mmol}{1L} = 154mmol/L$$

❶ 物質が温度などの変化によって固体・液体・気体に変化することを（　　　　　）という.

❷ 固体が液体になるときの温度を（　　　　　）という.
液体が気体になるときの温度を（　　　　　）という.

❸ 計算しましょう.
20gの水酸化ナトリウム（NaOH）を水に溶かして1Lとしたときの, NaOH水溶液のモル濃度はいくつになるか. 原子量はNa=23, O=16, H=1とする.

NaOHの分子量：23+16+1=40 → NaOHは1molで40g
問われているのは20gでのモル数（xmol）.

$$1:40 = x:20$$
$$40x = 20$$
$$x = 0.5$$

答え：0.5mol/L

答え：① 状態変化　② 融点 / 沸点

119

5. ことば

Expression
01
言葉づかい

注意されるし分からんし

学校生活でこんなことがあるかもしれません

▶▶ 話していたら，言葉づかいを注意された ◀◀

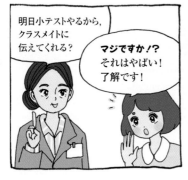
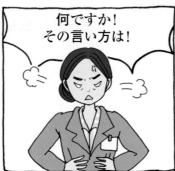
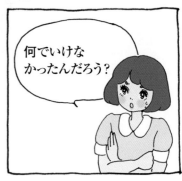

▶▶ 言葉の意味が分からず，内容を理解できなかった ◀◀

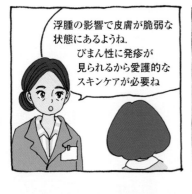
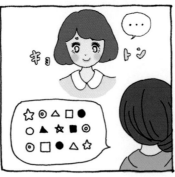
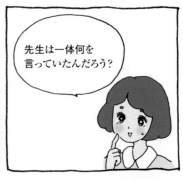

言葉づかいと用語の意味を学ぼう！

まず先生への話し方について，
よくある2つの場面を見てみるよ．

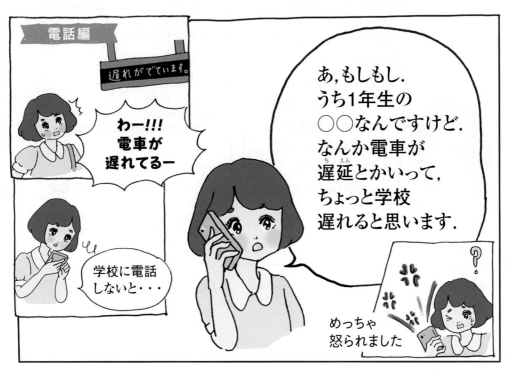

何がいけなかったのでしょう？

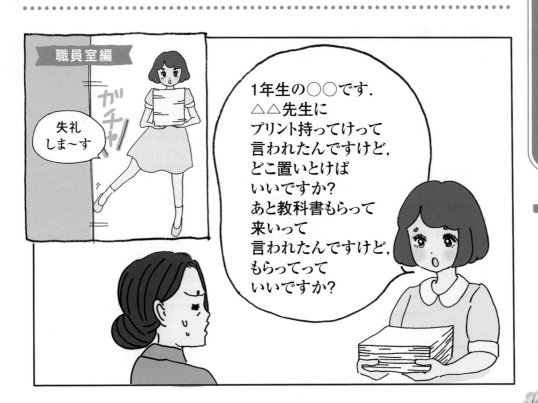

電話編 ここがNG!!

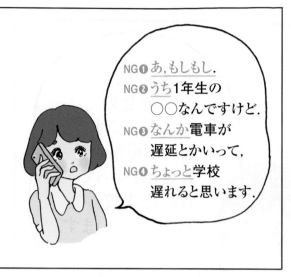

NG❶ あ, もしもし.
NG❷ うち 1年生の
　　○○なんですけど.
NG❸ なんか 電車が
　　遅延とかいって,
NG❹ ちょっと 学校
　　遅れると思います.

NG❶
×あ, もしもし　○おはようございます

➡あいさつをしましょう. もしもしは良いですが,
「あ」はこちらからかけているにもかかわらず,
「思わずつながってしまった」という印象を与えて
しまうかもしれません. 癖になりやすいので注意.

NG❷
×うち　○私

➡公的な場面での一人称は「私」を使用し,
「うち」「自分」「自分の名前」の使用は避けます.

NG❸
×なんか　○人身事故で など

➡具体的に説明しましょう.
「遅延で」でも良いですが, 具体的に説明する
ことでトラブルの程度が相手につたわります.
ただし細かくし過ぎず, 簡潔に.

NG❹
×ちょっと　○○分程度

➡時間の目安を伝えましょう.
不明確だと相手の対応が難しくなります.

NG❺
最後に

➡遅れてしまうことの謝罪などを伝えましょう.

職員室編 ここがNG!!

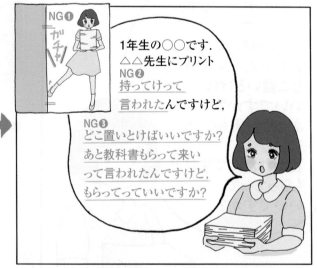

NG❶
1年生の○○です.
△△先生にプリント
NG❷
持ってけって
言われたんですけど,
NG❸
どこ置いとけばいいですか?
あと教科書もらって来い
って言われたんですけど,
もらってっていいですか?

NG❶
×ノックなし　○ノックをする
×足であける　○手であける

➡ノックをして入室しましょう.
相手は手が離せない状況かもしれません.

➡手がふさがっている場合は,
一旦荷物を置くなど工夫しましょう.

NG❷〜❸
×持ってけって言われた /
どこ置いとけばいいですか

➡先生は目上です. 敬語にしましょう.
ただし過剰な尊敬語などは必要ありません.

正しい例を見てみよう！

電話編・正しい例
（あくまで一例です）

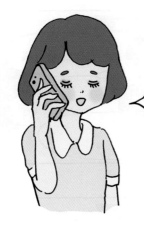

○ おはようございます.
1年生の○○です.
△△先生はいらっしゃいますでしょうか?
○ ××線が人身事故で遅延しておりまして,
○ 10分程遅れて到着いたします.
○ 申し訳ありませんが
よろしくお願いいたします.
失礼します.

職員室編・正しい例
（あくまで一例です）

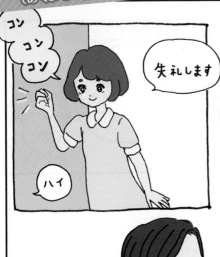

コン
コン
コン

失礼します

ハイ

1年生の○○です.
△△先生にプリントをこちらへ
○ 運ぶように言われたのですが,
どちらへ置いたらよいでしょう
か?
○ それから,教科書を受け取る
ようにとも言われたのですが,
いただいていってもよろしいで
しょうか?

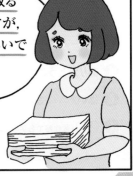

相手や場所，状況が変わると
言葉の使い方も変わるの．
空欄にどんな言葉が入るか考えてみて．

A 相手が変わる場合

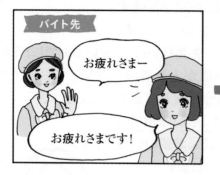

バイト先

お疲れさまー

お疲れさまです！

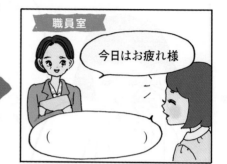

職員室

今日はお疲れ様

（　　　　　　　）

B 場所が変わる場合

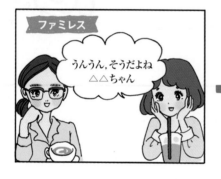

ファミレス

うんうん，そうだよね
△△ちゃん

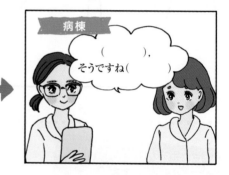

病棟

（　　　　　　），
そうですね（　　　　）

C 電話の相手が変わる場合

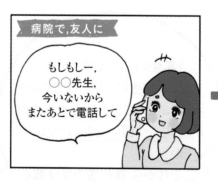

病院で，友人に

もしもしー，
○○先生，
今いないから
またあとで電話して

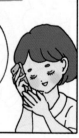

病院で，外部の人に

申し訳ありません，
（　　　　　　）は今，
席を外しております

解答

A ありがとうございました　先生は目上なので，お礼を伝えるのが望ましいでしょう．

B はい／△△さん　公の場では，親しい友人でも返事は「はい」で，「名字＋さん」で呼びます．

C ○○（敬称略で名字の呼び捨て）　外部の人に対して身内のことを伝えるときには，「先生」などの敬称をつけず名字を呼び捨てにします．

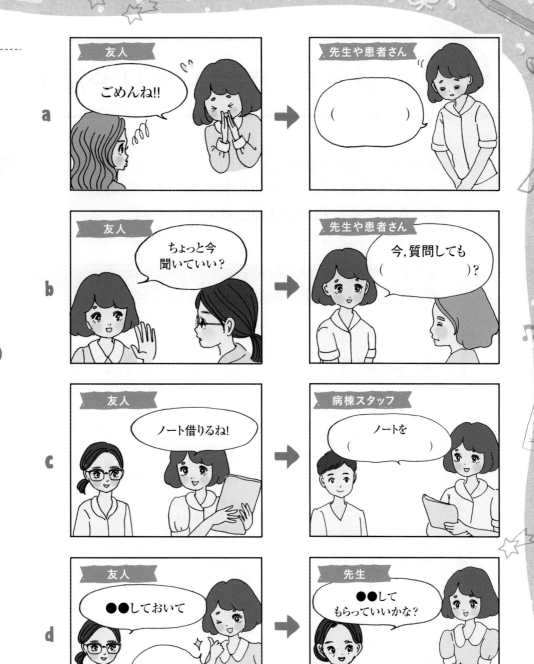

解答 D

a **申し訳ございません or 申し訳ありません** 「ごめんなさい」も丁寧ですが,目上への謝罪はこちらのほうが適切です.

b **よろしいですか** 「〜しても大丈夫ですか?」でも相手への気遣いはありますが,こちらのほうがより丁寧で望ましいです.

c **お借りします** 「お〜します」は使われる場面が多いです.

d **承知しました** 「了解です」は,目上には使いません.

覚えておきたいことばや漢字

学校や実習先の病棟で, 専門的な用語が
たくさん出てくるわ. ここではよく出ることばの読みと
意味を教えるから, 繰り返し見て覚えてね.

先輩に
聞いた!

わからなかった用語 ワースト10

1位 びまん(性)

病気の症状などが, 1か所だけでなく広範囲に広がっており患部を限定できないさま. 拡散性, 広汎性ともいう.

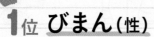

2位 播種(性)【はしゅ(せい)】

全身に広がること. 播種性血管内凝固症候群(身体のあちこちで血液が固まり出血しやすくなる状態), 癌の播種性転移など.

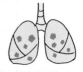

3位 びらん

表皮の基底層まで及ぶ欠損のこと. 時間経過とともに二次的に出現する続発疹の一種.

表皮
真皮
皮下脂肪

4位 曖気【あいき】

げっぷ.

5位 不可逆的【ふかぎゃくてき】

変化すると元の状態に
戻らない様子.

6位 うっ血【うっけつ】

血流がさまたげられ,
静脈血が溜まっている
状態.

7位 感冒【かんぼう】

いわゆる「かぜ」. 鼻水, くしゃみ,
発熱などを感冒症状と呼ぶ.

8位 臥床【がしょう】

寝ている状態のこと.
臥床患者など.

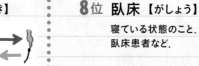

9位 亜急性【あきゅうせい】

急性ほど速くはないが, 慢性ほどゆっくり
でもない状態. 亜急性甲状腺炎など.

10位 患側【かんそく】

対になっている部位が怪我や病気の状態になっているとき,「健側」と対比して使われる. たとえば左腕を怪我している場合, 左腕を患側, 右腕を「健側」と呼ぶ.

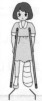

健側　患側

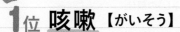 先輩に聞いた！ **読めなかった用語 ワースト10**

1位 咳嗽【がいそう】 咳のこと．気道内に侵入した異物を排出するための生体防御反応．

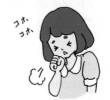

2位 含嗽【がんそう】 うがい

3位 吃逆【きつぎゃく】 しゃっくり

4位 嗄声【させい】 声がかすれた状態．神経麻痺で声帯がうまく閉じなかったり，声帯の腫瘍などで振動が悪くなったりしたときに起きる．

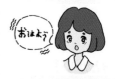

5位 褥瘡【じょくそう】 床ずれ．寝たきりなどで起きやすく，重度だと，筋肉や骨まで見えるくらい深くなる．

6位 欠伸【あくび】 身体に酸素を取り込む際などに起きる，反射的作用．眠いとき以外に，脳や心臓の疾患によって生じることがある．

7位 鑷子【せっし】 ピンセット．手術や処置で使われる．さまざまな形状のものがある．

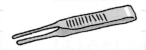

8位 観念奔逸【かんねんほんいつ】 思考過程の異常の一種で，考えが次々に浮かび，まとまらない状態．

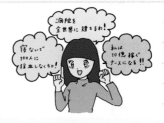

9位 脆弱【ぜいじゃく】 もろくて弱い様子．

10位 齲歯【うし】 いわゆる「虫歯」．虫歯になっている状態を齲蝕と呼ぶ．

ここからはトップ10以外のことばよ.

人体の構造と機能
人体の部位や働きを表すことば

鋳型【いがた】
DNA複製やRNAの転写のとき, 配列を写し取るもとになる鎖のこと.

咽頭【いんとう】
鼻の奥から食道までの, 食べ物と空気が通る部分.

腋窩【えきか】
わきの下.

嚥下【えんげ】
口腔内[こうくうない]に運ばれた食物や水分が, 咽頭[いんとう], 食道を通過し, 胃に運ばれる過程[かてい].

頤【おとがい】
あごの先端部.

灰白質【かいはくしつ】
中枢神経の組織で, 神経細胞が多く集まっているために灰色っぽく見える部分. 脳では表面に, 脊髄では中心部にある.

下顎【かがく】
下の顎[あご]のこと.

踵【かかと】
足の裏の背中側の部分. きびすとも読む.

下垂体【かすいたい】
脳内で視床下部に接していて, 全身の恒常性[こうじょうせい]を維持するために神経系とホルモン系をつないでいる器官. ホルモン分泌にも関わる.

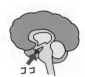
ココ

踝部【かぶ】
踝[くるぶし]の部分.

芽胞【がほう】
一部のグラム陽性菌が厳しい環境で生き延びるために作る, 「がんじょうな卵のカラ」のようなもの. 煮沸[しゃふつ]や乾燥にも耐えられる.

汗腺【かんせん】
汗を分泌[ぶんぴつ]する腺[せん]のことで, アポクリン汗腺とエクリン汗腺がある.

冠動脈【かんどうみゃく】
心臓に酸素などの栄養を送るための血管.

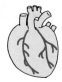

顔貌【がんぼう】
顔のつくりや表情.

砧骨【きぬたこつ】
中耳[ちゅうじ]内の骨の名前. 耳小骨[じしょうこつ]の一種で, ほかにツチ骨, アブミ骨がある. 鼓膜振動[こまくしんどう]の増幅[ぞうふく]をしている.

吸啜【きゅうてつ】
口の中に指や乳頭を入れると吸いつくこと. 生後4～6か月までの新生児にみられる.

胸郭【きょうかく】
胸骨[きょうこつ], 肋骨[ろっこつ], 胸椎[きょうつい]で構成された骨格[こっかく]のこと.

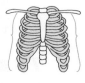

凝固【ぎょうこ】
固まること. 液体が固体になること.

季肋部【きろくぶ】
上腹部で左右の肋骨弓下[ろっこつきゅうか]の部分.

隅角【ぐうかく】

虹彩(ひとみ)の辺縁[へんえん]部(まわり)の前方の角[かど]部分を指す. 水晶体[すいしょうたい]を浸[ひた]している房水[ぼうすい]が流れ出る. 狭くなると眼圧[がんあつ](眼にかかる圧力)が上昇して, ひどい場合は失明することもある.

脛骨【けいこつ】

脛[すね]の内側の細長い骨.

頸部【けいぶ】

頭と胴体をつないでいる部分.

血管透過性【けっかんとうかせい】

血管と組織との間で, 水分や栄養分などが移動するさま.

血漿【けっしょう】

血液から, 赤血球[せっけっきゅう]・白血球[はっけっきゅう]・血小板[けっしょうばん]を除[のぞ]いた液体成分のこと.

血餅【けっぺい】

血液凝固因子[けつえきぎょうこいんし]と血球が固まったもの.

肩峰【けんぽう】

肩の最も上の部分にある大きな突起のこと.

膠質浸透圧【こうしつしんとうあつ】

血漿[けっしょう]タンパク質による浸透圧[しんとうあつ]. 腎障害などによる低アルブミン血症で低下し, 全身に浮腫[ふしゅ]をきたす.

口唇【こうしん】

くちびるのこと.

酵素【こうそ】

身体の中で起きる化学反応を, わずかな量で促進するタンパク質. 反応の前後で酵素自体は変化しない. 化学用語としては「触媒[しょくばい]」ともいえる.

抗体【こうたい】

特定の異物[いぶつ]に反応して結びつき, その異物を排除[はいじょ]するためにほかの物質や細胞を活性化させるタンパク質.

喉頭【こうとう】

咽頭と気管の間. のどぼとけが触れるところ.

サードスペース【さーどすぺーす】

体内で, 細胞内でもなく血管内でもないスペースのこと. 周手術期(手術の前後)・急性期看護で耳にすることが多い.

酸塩基平衡【さんえんきへいこう】

血中(体液)の, 酸性とアルカリ性のバランスを保[たも]つための仕組み.

三叉【さんさ】

三つまたに分かれた形. 三叉神経など.

産褥【さんじょく】

分娩[ぶんべん]後, 母体の状態が妊娠以前の状態に戻るまでの期間. 産後6〜8週間.

示指【じし】

人差し指のこと.

耳朶【じだ・みみたぶ】

耳の下部に垂[た]れ下がった, 耳の柔[やわ]らかい部分.

膝窩【しっか】

膝[ひざ]の裏のくぼんだ所.

尺側【しゃくそく】

前腕で尺骨(手のひらの小指側につながる)がある側を示す. 尺側動脈など.

手掌【しゅしょう】

手のひら.

踵骨【しょうこつ】

踵[かかと]の骨.

漿膜【しょうまく】

腸管, 肺, 心臓などを覆[おお]う(中胚葉由来の)薄い膜. 漿液[しょうえき]を分泌[ぶんぴつ]して滑[すべ]りをよくし, 内臓の動きに自由を与えている.

神経叢【しんけいそう】

末梢神経の一部で, 多数の神経細胞が枝分かれして網状[あみじょう]になっている部分.

滲出液【しんしゅつえき】

傷などから積極的[せっきょくてき]に体外に分泌[ぶんぴつ]される液体. 炎症による血管の透過性亢進[とうかせいこうしん]が背景にある. 炎症などがなくても分泌される液は, 漏出液[ろうしゅつえき]という.

靱帯【じんたい】

骨と骨をつなぎ関節を形作る, 強靱[きょうじん]で短い結合組織の束[たば].

髄鞘【ずいしょう】

神経細胞から伸びている軸索[じくさく]を覆[おお]う「鞘[さや]」のような包み. 神経を通る電気信号(電流)の漏[も]れを防ぎ, 伝導速度を速めるのに重要.

正中皮静脈【せいちゅうひじょうみゃく】

前腕[ぜんわん]の肘窩[ちゅうか](肘を曲げたときに内側にできるくぼみの部分)を走っている静脈. 採血で用いる静脈の1つ.

舌下【ぜっか】

舌の下のこと. 「舌下投与[とうよ]」は薬を飲み込まないで舌下で溶[と]かすことで, 粘膜からスピーディに薬の成分を吸収する投与方法.

蠕動【ぜんどう】

筋肉の収縮と弛緩[しかん]を次々に起こす動きのこと. 主に消化管で, 内容物を運ぶために行われる.

咀嚼【そしゃく】

細かくなるまで食物を噛[か]むこと.

胎脂【たいし】

新生児の皮膚を覆[おお]っている白っぽい脂肪分[しぼうぶん].

代償【だいしょう】

医療においては, 身体機能の一部が失われたときに, 別の部位がその機能を補完[ほかん]をする(補[おぎな]う)こと.

大泉門【だいせんもん】

1歳半ごろまでにみられる, 前頭部の骨と骨との継[つ]ぎ目にあるひし形状のくぼみ.

ダグラス窩【だぐらすか】

腹膜腔[くう](腹膜の内側にある空間)の一部で, 子宮と直腸の間(男性では直腸と膀胱の間)に存在する部位. 直腸子宮窩ともいう.

透過性【とうかせい】

層や膜が分子や物質を通しやすい性質のこと.

橈骨【とうこつ】

前腕[ぜんわん]の母指(親指)側にある細長い骨.

努責【どせき】

排便[はいべん]時などに腹部に力をかけること. いきみともいう.

貪食【どんしょく】

むさぼり食うこと. 免疫[めんえき]学では, マクロファージなどが赤血球[せっけっきゅう]や細菌など, かなり大きな粒子[りゅうし]を取り込むことをいう.

内分泌【ないぶんぴつ】

分泌[ぶんぴつ]細胞が血中にホルモンを分泌し, それを標的[ひょうてき]細胞が受け取ることで作用が発揮[はっき]される仕組みのこと.

妊孕性【にんようせい】

妊娠する力，妊娠のしやすさ．

被殻【ひかく】

大脳基底核[だいのうきていかく]の線条体[せんじょうたい]で運動系機能をつかさどる（支配[しはい]する）部位．

鼻汁【びじゅう】

鼻水のこと．

不感蒸泄【ふかんじょうせつ】

発汗以外に，皮膚や呼気[こき]（吐く息）から水分を失うこと．

輻輳【ふくそう】

いろいろなものが1か所に集まってくること．輻輳反射は，近くを見ようとしてより目になったとき，縮瞳[しゅくどう]（瞳孔括約筋[どうこうかつやくきん]が収縮[しゅうしゅく]）する反射．

噴門【ふんもん】

食道と胃との結合部分で，食物が胃に入ってくると反射的に開く仕組みになっている．

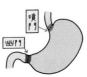

臍【へそ】

へそ．

萌出【ほうしゅつ】

歯が生えること．

母指【ぼし】

親指．

睫毛【まつげ】

まぶたの端に生える体毛．

幽門【ゆうもん】

胃と十二指腸とをつなぐ部分．通常は閉じているが，胃内の食物の状態により開いて腸に送る．

落屑【らくせつ】

皮膚の表層が角質片[かくしつへん]となってはげ落ちること．落ちた角質片を指すこともある．

流涎【りゅうぜん】

涎[よだれ]を垂[た]れ流すこと．

呂律【ろれつ】

言葉を話すときの調子．うまく話せない症状として「呂律が回[まわ]らない」という使われ方をする．

性状・状態
物事の性質や様子を表すことば

愛護的【あいごてき】

やさしく，負荷[ふか]をかけないようなこと．「愛護的なケア」などと用いられる．

暗赤色【あんせきしょく】

黒みがかった赤色．医療では，血液・血性分泌物[けっせいぶんぴつぶつ]の色の表現で用いることが多い．

溢流性【いつりゅうせい】

あふれ流れる状態．溢流性尿失禁など．

可逆性【かぎゃくせい】

何か変化があっても，何かをきっかけに元の状態に戻ることができる状態．

寛解【かんかい】

症状が落ち着いて安定した状態のこと．完全に治[なお]ったわけではなく，一時的に症状が軽減[けいげん]しているだけである．

嵌入【かんにゅう】

はまり込むこと．

緩和【かんわ】
和[やわ]らぐこと.

拮抗【きっこう】
互いに張り合って優劣のないこと. 互いの効果を打ち消す状態.

揮発性【きはつせい】
液体が気体になりやすいこと.

窮迫【きゅうはく】
差し迫ってどうしようもない状態.「急性呼吸窮迫症候群」といった疾患名に用いられることがある.

狭窄【きょうさく】

窄(すぼ)まって狭[せま]いこと.

経皮的【けいひてき】
皮膚の上から, 皮膚を通して, という意味. 皮膚の切開のような, 大きな侵襲[しんしゅう](刺激)が生じない手法. 経皮的動脈血酸素飽和度[けいひてきどうみゃくけつさんそほうわど]など.

稽留【けいりゅう】
とどまること. 稽留流産(胎児の発育がとどまって[停止して]いる流産)など.

顕著【けんちょ】
はっきり目立つこと.

恒常性【こうじょうせい】
温度や光の変化などの外部刺激や, 運動, 食事などの内部刺激があっても, 体内環境が一定の状態に維持されること.

亢進【こうしん】
静止状態(正常な状態)より進むこと.

拘束性【こうそくせい】
動きに制限があること.「拘束性肺疾患」(肺が膨らみにくくなる状態)などの病名で用いられる.

催奇形性【さいきけいせい】
奇形(異常な形態[けいたい])を起こす性質.「催」は「催促[さいそく]」など,「うながす」という意味.

哆開【しかい】
離れて開いているさま. 医療においては, 縫合[ほうごう]後の傷跡[きずあと]が開くことを指すことが多い.

弛緩【しかん】
ゆるむこと.

湿性【しっせい】
湿[しめ]った性質. 分泌物が多い咳を「湿性咳嗽[しっせいがいそう]」という.

重篤【じゅうとく】
非常に重いこと.

侵襲【しんしゅう】
生体に何らかの刺激を加えること. 検査や手術などの医療処置も侵襲になる.

浸潤【しんじゅん】
周[まわ]りに広がること. 医療では, 悪性腫瘍[あくせいしゅよう]や炎症が健康な組織にまで広がっているときなどに用いる.

遷延【せんえん】
長引いている状態.

増悪【ぞうあく】
病状が悪化すること.

蒼白【そうはく】
血の気[け]がなく青ざめていること.

啼泣【ていきゅう】

声をあげて泣くこと. 新生児などでは, どれくらい活動しているかの目安にもなる.

鈍麻【どんま】

感覚が鈍[にぶ]くなること.

二峰性【にほうせい】

時間経過や数量変化が2つの高まりをもつこと. グラフにすると2つの山に見える. 二峰性発熱など.

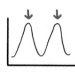

粘稠【ねんちょう】

粘[ねば]り気[け]があること. 喀痰[かくたん]（＝いわゆる痰）などの分泌物[ぶんぴつぶつ]の性状に用いることが多い.

発露【はつろ】

陣痛間欠[じんつうかんけつ]時（陣痛が起きてないとき）にも児頭[じとう]が後退せず, 腟[ちつ]から見えたままになる状態のこと.

不顕性【ふけんせい】

病気が進行しているが, まだ症状が表れていないこと.

泡沫状【ほうまつじょう】

液体や気体の中に泡[あわ]が集まった状態.

罹患【りかん】

病気にかかること.

るい痩【るいそう】

病的に痩[や]せていること.

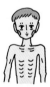

漏出【ろうしゅつ】

漏[も]れ出ること.

彎曲/湾曲【わんきょく】

弓なりに曲がっていること.

疾患・症状

病気や, 病気によって生じた状態

WPW症候群

ウォルフパーキンソンホワイト症候群(Wolff Parkinson White syndrome)の略. 上室[じょうしつ]性頻脈[ひんみゃく]性不整脈の一種.

握雪感【あくせつかん】

雪を握[にぎ]ったような感覚. 皮下気腫[ひかきしゅ]（皮下[皮膚のすぐ下]にガスがたまった状態）の症状としてみられることがある.

アシドーシス【あしどーしす】

血中のpHが正常範囲よりも酸性に傾[かたむ]く病態. 呼吸不全や腎不全で起きる.

アルカローシス【あるかろーしす】

血中pHが正常範囲よりもアルカリ性に傾く病態. 過換気（いわゆる「過呼吸」）や胃酸の嘔吐[おうと]で起きる.

易感染【いかんせん】

感染しやすい状態のこと.

萎縮【いしゅく】

正常な組織や臓器の容積が減少した状態.

易怒性【いどせい】

ささいなことで怒ったり, 不機嫌になること. 認知症の症状として出現しやすい.

疣贅【いぼ（ゆうぜい）】

皮膚にできるできものの総称[そうしょう].

疣痔【いぼじ】

痔核[じかく]のこと. 肛門に強い負荷[ふか]がかかり, 内部の組織が腫[は]れたり脱出[だっしゅつ]したりする病気.

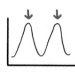

イレウス【いれうす】

腸閉塞[ちょうへいそく]のこと. 消化物や腫瘍[しゅよう]などによって腸がふさがれた状態.

壊死【えし】

血流不全や感染などが原因となって起こる細胞の死.

壊疽【えそ】

血行[けっこう]障害や細菌感染によって起こる, 腐敗[ふはい]を伴った組織の死.

エデマ/エデム【えでま】

浮腫[ふしゅ]のこと.

嘔気【おうけ】

吐き気[け]. 嘔吐[おうと]したくなる症状のこと.

黄疸【おうだん】

血中ビリルビンの増加のため, 皮膚, 粘膜, その他組織が黄染[おうせん]する(黄色く見える)病態(病気の状態).

悪心【おしん】

嘔吐が起こる前の状態. 吐き気, 嘔気[おうけ]と同義語.

悪阻【おそ】

つわりのこと. 妊娠初期にみられることの多い消化器症状.

悪露【おろ】

子宮腔[くう]内や産道から排出[はいしゅつ]される分泌物[ぶんぴつぶつ].

壊血病【かいけつびょう】

血管壁[へき]が弱くなり, 出血しやすくなる病気. コラーゲンの完成に必要なビタミンCが不足しているときに発症する.

潰瘍【かいよう】

皮膚から真皮[しんぴ]または皮下組織まで組織が欠けている状態. 胃潰瘍[いかいよう]などでは, 深い層まで欠けて穿孔[せんこう]する(穴が開く)こともある.

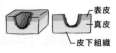

表皮
真皮
皮下組織

喀痰【かくたん】

身体にとって不要な分泌物[ぶんぴつぶつ]が喀出[かくしゅつ]された(咳[せき]と一緒に口から出された)もの.

脚気【かっけ】

ビタミンB1欠乏[けつぼう](なくなること)により, 末梢[まっしょう]神経症状や心不全をきたす病気.

喀血【かっけつ】

血液を喀出[かくしゅつ]する(咳[せき]と一緒に口から出す)こと. 血液が混ざった痰は血痰[けったん]という.

化膿【かのう】

滲出液[しんしゅつえき](しみ出した液体)の中に, 好中球[こうちゅうきゅう]が著[いちじる]しく多く含まれている状態.

痂皮【かひ】

かさぶたのこと. 滲出液や血液などが皮膚表面で凝固[ぎょうこ]した(固まった)もの.

嵌頓【かんとん】

内臓器官が本来あるべき場所から脱出して元に戻らなくなった状態. 脱出した部分は, 圧迫を受けて血流障害を起こす.

既往【きおう】

過ぎ去ったこと. 既往歴とよく使われ, 過去の病気の経験をさす.

気胸【ききょう】

肺から空気が漏[も]れて，胸膜腔[きょうまくくう]（胸膜に囲まれたスペース）に空気が溜[た]まる状態.

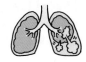

丘疹【きゅうしん】

表皮や真皮[しんぴ]にできる，直径5mm未満の隆起[りゅうき]性病変（盛り上がっている病変）. 病変として最初に出現する原発疹[げんほっしん]の一種.

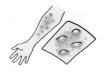

虚血【きょけつ】

主に動脈が狭窄[きょうさく]・閉塞[へいそく]する（ふさがる）ことにより，その下流の組織への血流量が減少した状態.

虚脱【きょだつ】

極度[きょくど]の脱力[だつりょく]状態.

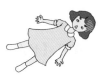

筋強剛【きんきょうごう】

筋肉の緊張が強まって，筋肉が硬くなること. 筋固縮[きんこしゅく]ともいう.

痙攣【けいれん】

不随意[ふずいい]に（意思とは関係なく）筋肉が収縮する状態のこと.

血栓【けっせん】

血管内にできた血液の塊[かたまり].

結滞/結代【けったい】

脈がとぶ（一瞬途絶[とだ]える）こと.

解熱【げねつ】

熱が下がること.

倦怠感【けんたいかん】

身体がけだるく感じること. やる気が出ない，集中力がないといった心理面にも現れる.

口渇【こうかつ】

喉[のど]が渇[かわ]くこと.

膠原病【こうげんびょう】

自己免疫疾患（自分の身体をを守るために働く免疫[めんえき]機能が，働き過ぎて害を及ぼす病気）のこと. 元々は，全身の膠原線維[せんい]（コラーゲン）が炎症反応の主な場所と考えられ，命名された病名.

紅潮【こうちょう】

顔が赤みを帯[お]びること.

絞扼性イレウス【こうやくせいいれうす】

腸管がしめつけられ，腸の内側がふさがって起きる機械的イレウスのうち，血流障害を伴ったもの. 複雑性[ふくざつせい]イレウスともいう.

誤嚥【ごえん】

空気以外の異物[いぶつ]が誤[あやま]って気道に入ってしまうこと.

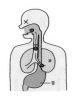

鼓音【こおん】

腹部の打診[だしん]の際に，ガス貯留[ちょりゅう]が著明[ちょめい]な場合（ガスが多くたまっているとき）に聴かれる，太鼓のような響[ひび]く音のこと.

骨粗鬆症【こつそしょうしょう】

骨密度[こつみつど]の低下または骨質の劣化[れっか]により骨強度[きょうど]が低下し，骨折[こっせつ]しやすくなること.

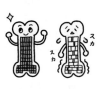

昏睡【こんすい】

痛み刺激でも覚醒[かくせい]しない（眼をあけない），重度の意識障害.

混濁【こんだく】

にごっていることを指す.「意識混濁」は意識がぼんやりしていること.

罪業妄想【ざいごうもうそう】

思考内容の異常の1つで、自分が大きな罪[つみ]を犯[おか]したと考えること。うつ病で見られやすい。

鎖肛【さこう】

胎生期[たいせいき]（胎児の時期），臓器が形成される過程[かてい]で異常が生じ，直腸や肛門の内腔[ないくう]（内側）に閉鎖・狭窄（ふさがったり狭くなったりしている状態）を起こした疾患。

子癇【しかん】

妊娠20週〜産褥期にみられる，意識障害を伴う痙攣発作[けいれんほっさ]（てんかんなどによる痙攣を除[のぞ]く）。妊娠高血圧症候群（HDP）で多くみられる。

紫斑【しはん】

赤血球の血管外漏出[ろうしゅつ]による色調変化。

瀉血【しゃけつ】

血液を治療のために取り除く処置[しょち]。真性多血症（血液細胞が増えすぎて固まりやすくなる病気）などで実施する。

羞明【しゅうめい】

まぶしさを異常に強く感じること。

腫脹【しゅちょう】

炎症によって毛細[もうさい]血管から血漿[けっしょう]成分が組織に出て起こる腫[は]れ。関節[かんせつ]や下肢[かし]に発生することが多い。

腫瘍【しゅよう】

異常な細胞が本来のシステムから外[はず]れ，自ら増殖した状態。良性のものと悪性のものとがあり，悪性で上皮[じょうひ]細胞から発生したものを癌[がん]と呼ぶ。

腫瘤【しゅりゅう】

身体や臓器の一部に存在するこぶ，塊[かたまり]のこと。

蹠行性【しょこうせい】

指先からかかとまで，足の裏全体を使って歩行する歩き方。ヒトもこの方法で歩く。

呻吟【しんぎん】

呼気時（息を吐くとき）に聞こえるうめくような声。細い気管支に攣縮[れんしゅく]（痙攣[けいれん]のような異常収縮）が起きているときは，空気を通りやすくするため声門を閉じて肺の内圧を上げる。このときに聴かれることがある。

塵肺【じんぱい】

粉じん（細かいほこり）を吸い込むことで，肺組織に線維化[せんいか]（コラーゲンなどが増加し，肺が固くなること）が起きて弾力[だんりょく]がなくなった病態（病気の状態）。職業性疾患の一種。

真皮【しんぴ】

皮膚の層の一部で，表皮と皮下組織の間にある。

舌苔【ぜったい】

舌に付着[ふちゃく]する白い苔状[こけじょう]のもの。

穿孔【せんこう】

管腔臓器[かんくうぞうき]（血管や気管，消化管など）の壁に全層[ぜんそう]性の穴が開[あ]くこと，あるいは開いた状態。

尖足【せんそく】

足関節が底屈位[ていくつい]に変形[へんけい]した状態。下垂足[かすいそく]ともいう。

喘息【ぜんそく】

気管支喘息は気道の慢性炎症で，可逆[かぎゃく]性の気道閉塞[へいそく]を特徴とする。発作[ほっさ]性・反復[はんぷく]性（突然で繰り返し起こる）の咳嗽[がいそう]，喘鳴[ぜんめい]，呼吸困難が主な症状である。

疝痛【せんつう】

比較的強い疼痛[とうつう]（痛み）が，一定の時間をおいて繰り返されるもの。

喘鳴【ぜんめい】

呼吸する際に，「ヒューヒュー」「ゼーゼー」といった雑音が聞こえること。

譫妄【せんもう】

軽い意識障害に幻覚[げんかく]や妄想[もうそう]が重なった状態. 脳挫傷[のうざしょう]や麻酔後などに起きやすい.

掻痒感【そうようかん】

かゆみがあること.

塞栓【そくせん】

血栓[けっせん], 脂肪, 空気などの異物[いぶつ]が血流によって運ばれ, 血管の内腔[ないくう](内側)を閉塞した(ふさいだ)状態.

泥状便【でいじょうべん】

ドロドロとした泥[どろ]のような便.

動悸【どうき】

心臓の拍動[はくどう]や乱れを自分で感じる状態.

洞性徐脈【どうせいじょみゃく】

洞調律[どうちょうりつ](心臓で電気的興奮が正しく伝わっている状態)で, 脈拍[みゃくはく]が50回/分未満になるもの.

疼痛【とうつう】

痛み.

吐血【とけつ】

血性の(血が混じった)嘔吐[おうと]. 食道からの出血では新鮮血(鮮やかな赤色)が, 胃からの出血ではコーヒー残渣様[ざんさよう](残りかす)の血性嘔吐がみられる.

嚢胞【のうほう】

袋[ふくろ]状の病変で, 内部が液状成分で満たされているもの.

徘徊【はいかい】

あてもなく, 絶[た]えず歩き回ること. 認知症の周辺症状としてよくみられる.

白癬【はくせん】

水虫のこと. たむしともいう. 皮膚糸状菌[ひふしじょうきん]という真菌(カビ)によって生ずる感染症.

汎血球減少【はんけっきゅうげんしょう】

赤血球[せっけっきゅう]・白血球[はっけっきゅう]・血小板[けっしょうばん]のすべての血中細胞成分が減少する症候[しょうこう].

瘢痕【はんこん】

外傷(身体の外側から受けた傷)や壊疽[えそ]などでできた欠損[けっそん]組織の修復[しゅうふく]で, コラーゲンが異常増殖[ぞうしょく]してできた組織.

皮下気腫【ひかきしゅ】

気胸[ききょう]や縦隔[じゅうかく]気腫などによって, 胸腔[きょうくう]内に漏[も]れた空気が皮下[ひか]組織に入ることで生じる腫[は]れ. 下肢[かし]などに入り込んだ細菌が産生するガスで生じるものもある.

腓骨神経麻痺【ひこつしんけいまひ】

腓骨[ひこつ]神経の圧迫[あっぱく]などが原因で, 痺[は]れが出たり下垂足[かすいそく]になったりする麻痺[まひ]のこと.

肥大【ひだい】

臓器・組織・細胞の容積の増加.

左右短絡【ひだりみぎたんらく】

圧力の高い左心系の血液(動脈血)が右心系の血液(静脈血)に流れ込み, 負担がかかる状態. 先天性心疾患などにより, 心臓の部屋を仕切る隔壁[かくへき]に穴があくことで生じる.

日和見感染症【ひよりみかんせんしょう】

健康な人では感染しないような弱毒微生物[じゃくどくびせいぶつ]に, 易感染性宿主[いかんせんせいしゅくしゅ](感染しやすい人)が感染する病気.

浮腫【ふしゅ】

皮下[ひか]や粘膜下[ねんまくか]に組織液が増加した状態. 痛みは伴わない. 低アルブミン血症で浸透圧[しんとうあつ]が低下した状態や心不全などで発症する.

不定愁訴【ふていしゅうそ】

体調不良の自覚症状があるが, その症状の原因となる明らかな疾患が見つからない状態.

ベル麻痺【べるまひ】

顔面神経麻痺の一種. ほとんどが片側性に発症する. チャールズ・ベルが発見したことに由来する.

胼胝【べんち】

いわゆるタコのこと. 繰り返す外的刺激[がいてきしげき]により皮膚の角質[かくしつ]層が過度[かど]に肥厚[ひこう]した(厚[あつ]くなった)状態.

蜂窩織炎(蜂巣炎)【ほうかしきえん】

皮膚・皮下組織に発生する細菌感染症.

発赤【ほっせき】

血管が広がって血流が増えた状態(紅斑[こうはん])や微小[びしょう]な皮下出血(紫斑[しはん])で生じる, 皮膚の赤みのこと.

麻痺【まひ】

神経や筋肉の障害により, 本来の身体機能が低下・消失した状態.

霧視【むし】

物がかすんで見えること.

眩暈【めまい】

目がくらんでまっすぐ立っていられないような状態. 眩暈の種類によって, 回転性, 動揺[どうよう]性, 浮動[ふどう]性などがある.

癒着【ゆちゃく】

本来はくっついていないところが炎症などのためにくっついてしまうこと.

冷汗【れいかん】

冷や汗のこと. 交感神経の緊張が亢進[こうしん]したときに生じる.

攣縮【れんしゅく】

血管などが一時的に, 痙攣[けいれん]のように異常収縮した状態.

瘻孔【ろうこう】

体内と体外との間や, 管腔臓器[かんくうぞうき](血管・腸など, 管や袋状の臓器のこと)間に生じる管状の穴のこと.

検査・治療・看護
医療上の検査や治療, 看護に関することば

アセスメント【あせすめんと】

看護では, 対象者の看護上の問題点を論理的に分析すること.

罨法【あんぽう】

温罨法と冷罨法がある. 安楽と鎮痛. 温めることと冷やすこと.

胃瘻【いろう】

経腸栄養法の一種で, 腹壁[ふくへき]から胃に通じる瘻孔[ろうこう]を造設[ぞうせつ]してチューブを挿入[そうにゅう]する方法.

エビデンス【えびでんす】

証拠, 根拠のこと.

お小水【おしょうすい】

尿の丁寧[ていねい]な表現. 患者に対して使用する.

カニューレ【かにゅーれ】

心臓や血管, 気管などに挿入[そうにゅう]する太めの管[くだ]のこと. 「カニューラ」「カヌラ」などともいわれる.

緩下剤【かんげざい】

比較的作用が緩[ゆる]やかな下剤[げざい]（便秘薬）．酸化マグネシウムが代表的．

がんサバイバー【がんさばいばー】

一度でもがんと診断されたことのある人のこと．治療中の人も含み，がんを「超えて生きる」というポジティブな意味合いをもつ言葉．

鉗子【かんし】

ものを掴[つか]んだり牽引[けんいん]する（引っ張る）ときに使用する器具．手術器具として使われることが多い．

亀甲帯【きっこうたい】

包帯の巻き方の一種．膝[ひざ]や肘[ひじ]など，屈曲[くっきょく]する部位を巻[ま]く際に適している．

ギャングエイジ【ぎゃんぐえいじ】

発達心理学で使われる用語で，児童が教師や保護者より友達を大切にし始める時期のこと．

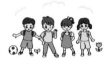

協働問題【きょうどうもんだい】

看護診断において，医師と共有して解決すべき医療上の問題のこと．

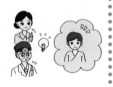

駆血帯【くけつたい】

採血や静脈注射をする際に，腕に巻いて血流を弱めて血管を膨[ふく]れさせ，血管に触れやすくするための物品．

クランプ【くらんぷ】

鉗子[かんし]などを用いてチューブや血管の流れを遮断[しゃだん]することを「クランプする」と表現する．

傾聴【けいちょう】

耳を傾[かたむ]け聞くこと．傾聴により患者の不安を軽減することもできる．

結紮【けっさつ】

身体の一部や医療機器を縛[しば]って固定[こてい]する外科的技術のこと．

健側【けんそく】

麻痺[まひ]や障害のない側のこと．

抗コリン作用【こうこりんさよう】

アセチルコリンがアセチルコリン受容体[じゅようたい]に結合するのを阻害[そがい]する（じゃまをする）作用のこと．便秘[べんぴ]，口の渇[かわ]き，胃部不快感の症状を招[まね]く．

サーチ/サット【さーち/さっと】

動脈血酸素飽和度[どうみゃくけつさんそほうわど]（Saturation）のこと．「サチュレーション」「SpO$_2$[えすぴーおーつー]」ということもある．

サマリー【さまりー】

診療記録の一種で，患者の状態を要約[ようやく]して記載[きさい]したもの．英語で要約の意味を示す「Summary：サマリー」に由来[ゆらい]する．

三方活栓【さんぽうかっせん】

点滴静脈注射[てんてきじょうみゃくちゅうしゃ]に用いる物品で，複数の薬液を投与[とうよ]するときの接続[せつぞく]部分に用いる．

CVポート【しーぶいぽーと】

中心静脈カテーテルの一種で，正式には皮下[ひか]埋め込み型ポートと呼ばれる．

嘴管【しかん】

吸入[きゅうにゅう]・呼吸・噴霧[ふんむ]装置などに用いられる管[くだ]のような医療器具．

刺入【しにゅう】

刺し入れること.

遮蔽【しゃへい】

覆[おお]いをかけたりして, 人目や光からさえぎること.

シャント【しゃんと】

動脈と静脈が, 毛細血管を介[かい]さずに直接吻合[ふんごう]している(つながっている)部分のこと. 人工透析[とうせき]患者の腕に作られる短絡路[たんらくろ]のことをシャントと表現することも多い.

褥婦【じょくふ】

産褥期[さんじょくき](産後6-8週)にある女性.

食塊【しょっかい】

食べ物の塊[かたまり].

出納【すいとう】

出し入れすること. IN-OUTバランスという言葉を使うことも多い.

スパイロメーター【すぱいろめーたー】

スパイロメトリー(肺に出入りする空気の量を測定して肺機能を調べる)に用いる機器.

生活扶助【せいかつふじょ】

生活保護制度の生活保護の1つ. 決められた基準[きじゅん]に応じた生活費が支給[しきゅう]される.

清拭【せいしき】

身体をきれいに拭[ふ]くこと.

制吐薬【せいとやく】

吐き気[け]を止める薬.

穿刺【せんし】

刺[さ]すこと.

掻爬【そうは】

検査などのため, 体表面もしくは体腔[たいくう]表面の軟[なん]組織(やわらかい組織)をかきとること.

貼付【ちょうふ】

貼[は]り付けること.

鎮静【ちんせい】

医療においては, 薬物などによって神経の興奮[こうふん]を鎮[しず]めること.

透析【とうせき】

腎臓の機能が低下している患者に対し, 余分な水分や老廃物[ろうはいぶつ]の除去[じょきょ], 電解質[でんかいしつ]バランスの是正[ぜせい]を行う治療. 血液透析と腹膜透析がある.

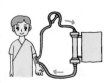

喃語【なんご】

母音[ぼいん](あ, い, う, え, お)中心の発声. 生後2〜3か月ごろにみられる.

麦穂帯【ばくすいたい】

包帯[ほうたい]法の一種で, 8の字を描[えが]くように交差[こうさ]させる巻き方. 伸側[しんそく](肘[ひじ]などを伸ばすほう)に交差部がある.

剥離【はくり】

はがれること.

バスキュラーアクセス【ばすきゅらーあくせす】

透析療法[とうせきりょうほう]で使用するために人工的に増設された, 身体から血液を抜き出し戻すための出入り口. VAと略して表現されることもある.

輻射【ふくしゃ】

接していない物体に, 電磁波(赤外線など)により熱が伝わること. オイルヒーターなどの暖房器具で用いられる.

吻合【ふんごう】

血管や腸管，神経などを互[たが]いに連絡するように手術で繋[つな]ぐこと．

ミルキング【みるきんぐ】

ドレーンの中に溜まった血液・排液[はいえき]を，手や専用の器具を用いてしごいて流す作業のこと．

ムンテラ【むんてら】

病状説明のこと．臨床[りんしょう]でよく用いられるが，現在は，説明のうえで「患者の同意」を得ることを重視[じゅうし]した「インフォームドコンセント」がより良いとされている．

横シーツ【よこしーつ】

ベッドメイキングで横に挟み込む防水シーツのこと．

レシピエント【れしぴえんと】

医療においては，臓器移植や骨髄移植を受ける側の人をいう．ホストと呼ぶこともある．臓器や骨髄を提供する人はドナー，提供する臓器をグラフトと呼ぶ．

ローリング【ろーりんぐ】

体位変換ができないとき，褥瘡[じょくそう]を防止する除圧[じょあつ]の方法の一種．

体位

姿勢を表すことば

臥位【がい】

寝た状態のこと．仰[ぎょう]臥位（仰向け），側[そく]臥位（横向き），腹[ふく]臥位（腹ばい）のように使う．

起坐位【きざい】

座[すわ]った状態より前傾[ぜんけい]した姿勢[しせい]．心不全などによる肺うっ血を重力で改善[かいぜん]して，呼吸困難[こんなん]を軽減[けいげん]するために用いる．同様に，座った状態より後傾した姿勢をファウラー位と呼ぶ．

基本肢位【きほんしい】

関節可動域測定の基準になる肢位[しい]（手足の位置）で，測定上0度の位置．

仰臥位【ぎょうがい】

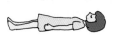

仰向け．

後屈【こうくつ】

後ろに曲げること．

砕石位【さいせきい】

仰臥位[ぎょうがい]（あおむけ）で大腿[だいたい]部（ふともも）を開脚[かいきゃく]・挙上[きょじょう]して膝[ひざ]を曲げた体位[たいい]。

肢位【しい】

身体の姿勢[しせい]のこと．

膝胸位【しつきょうい】

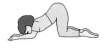

膝[ひざ]を直角に曲げ，頭を低くし，臀部[でんぶ]を高くする姿勢のこと．

蹲踞【そんきょ】

身体を丸くしてしゃがみこむ姿勢．

底屈【ていくつ】

手・足関節を手足の裏の方向に屈曲[くっきょく]させる（曲げる）こと．

背屈【はいくつ】

手・足関節をを手足の甲に向けて反[そ]らせること．

ファウラー位【ふぁうらーい】

上体を45～60度起こして，膝をやや屈曲[くっきょく]させた状態．半坐位[はんざい]ともいう．

その他

禁忌【きんき】
してはいけないこと.

残渣【ざんさ】
ろ過したあとに残ったかすや, 口の中に残っている
食べ物のかすのこと.

残滓【ざんし】
残りかすのこと.

施行【しこう】
計画を実行に移すこと.

静水圧【せいすいあつ】
水中で働く圧力のこと. 看護で
は, 入浴のときに全身にかかる
作用として理解しておくとよい.

組成【そせい】
いくつかの要素, 成分によってひとつのものを組み
立てること.

尊厳【そんげん】
尊[とおと]く, 重々[おもおも]しいこと.

代替【だいたい】
ほかのもので替[か]えること.

治癒【ちゆ】
病気や傷が治[なお]ること.

曝露【ばくろ】
生体が化学物質や物理的刺激などにさらされること.

飛沫【ひまつ】
細[こま]かく飛び散[ち]る水分のこと.

末梢【まっしょう】
物の端[はし]. 末梢神経は, 中枢神経系以外のも
のをさす.

ここからは，医療現場で見聞きしやすいことばよ．
正式ではないことばも多いので，
原則自分では使わないように！

略語
外国語の略称

Pt
患者 (Patient：ペイシェント) の略．

IC【あいしー】
インフォームドコンセント (Informed Concent，説明と同意) の略．

AA【あうす】
人工流産 (Artificial Abortion) の略．

アナムネ【あなむね】
病歴や既往歴[きおうれき]のこと．ドイツ語「Anamnese：アナムネーゼ」に由来する．

ウロ【うろ】
泌尿器科 (Urology：ウロロジー) の略．

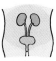

AAA【えーえーえー／とりぷるえー】
腹部大動脈瘤 (Abdominal Aortic Aneurysm，腹部大動脈の一部が異常に膨らんでいる状態) の略．「トリプルA」と読むこともある．

AF【えーえふ】
心房細動 (Atrial Fibrillation) の略．

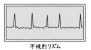

不規則リズム

エピ【えぴ】
てんかん発作[ほっさ] (Epilepsy：エピレプシー) の略[りゃく]．または硬膜外麻酔 (Epidural Anesthesia) の略．ほかに，昇圧薬のエピネフリン (アドレナリン) の略としても使われることがある．

MSW【えむえすだぶりゅー】
医療ソーシャルワーカー (Medical Social Worker，社会福祉士) の略．

LMP【えるえむぴー】
最終月経 (Last Menstrual Period) の略．なお，妊娠週数は最終月経開始日から算出される．

エント【えんと】
退院 (Entlassen：エントラッセン) の略．

ギネ【ぎね】
産婦人科のドイツ語「ギネコロジー」の略．

ケモ【けも】
化学療法 (Chemotherapy：ケモセラピー) の略．

コアグラ【こあぐら】
凝固[ぎょうこ]した (固まった) 血液 (Coagulum：コアグラム) の略．

SAH【さー】
クモ膜下出血の英語「Subarachnoid Hemorrhage」の略だが，「ザー」というのはドイツ語の読み方．

サイナス【さいなす】
洞調律[どうちょうりつ] (Sinus Rhythm，心臓が正常なリズムで動いている状態) の略．SRと表現されることもある．

CS【しーえす】
帝王切開術 (Cesarian Section) の略．

CPR【しーぴーあーる】
心肺蘇生[しんぱいそせい]法(Cardio Pulmonary Resuscitation)の略.

CPA【しーぴーえー】
心肺[しんぱい]停止(Cardio Pulmonary Arrest)の略.

DVT【でぃーぶいてぃー】
深部静脈血栓症[しんぶじょうみゃくけっせんしょう](Deep Venous Thrombosis)の略.

パス【ぱす】
入院診療計画書(クリニカルパス)の略. 標準的な治療や看護の計画を, 疾患や治療法ごとに時系列に沿って一覧にまとめたもの.

PCI【ぴーしーあい】
経皮的冠動脈形成術[けいひてきかんどうみゃくけいせいじゅつ]の略. 冠動脈の狭窄[きょうさく]している(狭[せば]まっている)部分を, カテーテルで広げる治療.

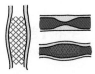

VF【ぶいえふ】
心室細動の略.

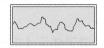

VT【ぶいてぃー】
心室頻拍の略.

メタ 【めた】
転移(Metastasis:メタスタシス)のこと. 例)脳転移→脳メタ

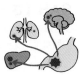

ラパ・ラパロ【らぱ】
腹腔鏡(Laparoscopy:ラパロスコピー)のこと.

ワイセ【わいせ】
白血球のこと.

俗語
正式ではない通称

Nの先生【えぬのせんせい】
NICU(新生児の集中治療室)の先生.

カイザー 【かいざー】
帝王切開術(ドイツ語で「Kaiserschnitt:カイゼルシュニット」)の略.

こげ【こげ】
呼吸器外科の通称.

タキる【たきる】
頻脈[ひんみゃく](Tachycardia:タキカーディア, 脈拍数が多い)の状態にあることを表現している. ドイツ語読みで「タヒる」ともいう.

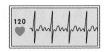

マルク【まるく】
骨髄穿刺[こつずいせんし](検査のために骨髄に針を刺して細胞を吸引[きゅういん]すること)の通称[つうしょう]. 骨髄のドイツ語「Knochenmark:クノッヘンマルク」に由来[ゆらい]する.

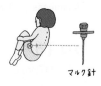

マルク針

ルンバール【るんばーる】
腰椎穿刺[ようついせんし](検査のために背中から針を刺して髄液[ずいえき]を採取[さいしゅ]すること)の通称. 腰椎のドイツ語「lumbar:ルンバール」に由来する.

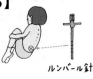

ルンバール針

レビン 【れびん】
胃管チューブの通称[つうしょう]で, 正式には「レビンチューブ」というチューブの種類名. 胃管は, マーゲン(チューブ)といわれることもある.

和文索引

あ

曖気	126
愛護的	131
亜鉛	106
亜急性	126
握雪感	133
欠伸	127
アシドーシス	114, 133
アセスメント	138
圧力	88
アデニン	45
アドレナリン	35, 36, 38
アナムネ	143
アミノ酸	12, 14, 46
アミラーゼ	14
アルカリ性	113
アルカローシス	114, 133
アルドステロン	38
暗赤色	131
罨法	138
アンモニア	23

い

胃液	14
イオン	109
以下	69
鋳型	128
易感染	133
意識混濁	135
萎縮	133
以上	69
溢流性	131
遺伝	44
遺伝子	41, 42
易怒性	133
疣贅	133
疣痔	133
イレウス	134
胃瘻	138
インスリン	36, 38
咽頭	128

う

齲歯	127
齲蝕	127
右心室	20
右心房	20
うっ血	126
ウラシル	46
ウロ	143
運動神経	27

え

腋窩	128
壊死	134
エストロゲン	38
壊疽	134
エデマ / エデム	134
エピ	143
エビデンス	138
遠位尿細管	24
塩化物イオン	110
塩基	45
嚥下	128
延髄	28
エント	143

お

嘔気	134
黄疸	134
おしっこ	22
お小水	138
悪心	134
悪阻	134
頤	128
悪露	134

か

臥位	141
壊血病	134
カイザー	144
外耳	29
外耳道	29
咳嗽	127
灰白質	128
潰瘍	134
下顎	128
踵	128
可逆性	131
蝸牛管	29
核	41
核小体	41, 42
喀痰	134
角膜	29, 41, 42
掛け算	51

臥床	126
下垂体	38, 128
脚気	134
喀血	134
滑面小胞体	41
カニューレ	138
化膿	134
痂皮	134
踝部	128
芽胞	128
カリウム	106
カリウムイオン	110
カルシウム	106
カルシウムイオン	110
寛解	131
感覚神経	27
緩下剤	139
がんサバイバー	139
鉗子	139
間質	48
汗腺	128
含嗽	127
患側	126
冠動脈	128
嵌頓	134
嵌入	132
観念奔逸	127
感冒	126
顔貌	128
緩和	132

き

既往	134
気胸	135
起坐位	141
希釈	74
希釈液	74
吃逆	127
拮抗	132
亀甲帯	139
砧骨	128
ギネ	143
揮発性	132
基本肢位	141
キモトリプシン	14
ギャングエイジ	139
嗅覚	29
吸収	13
丘疹	135
吸啜	128

窮迫	132
橋	28
仰臥位	141
胸郭	128
凝固	128
狭窄	132
胸髄	28
協働問題	139
虚血	135
虚脱	135
距離	81
キロ	57
季肋部	128
近位尿細管	24
禁忌	142
筋強剛	135

く

グアニン	45
隅角	129
駆血帯	139
グラム	57
クランプ	139
グルカゴン	36, 38
グルコース	36

け

脛骨	129
形質	44
頸髄	28
傾聴	139
経皮的	132
経皮的冠動脈形成術	144
経皮的動脈血酸素飽和度	73
頸部	129
稽留	132
痙攣	135
血圧	18
血管透過性	129
結紮	139
血漿	20, 129
血小板	20
血栓	135
結滞 / 結代	135
血痰	134
血糖	36
血餅	129
解毒	23
解熱	135

ケモ	143	サードスペース	129	シトシン	45	塵肺	136
原子	105	催奇形性	132	刺入	140	真皮	136
原子量	118	再吸収	24	紫斑	136	腎皮質	24
減数分裂	44	罪業妄想	136	脂肪酸	14		
元素	105	砕石位	141	尺側	129		
元素記号	105	サイナス	143	瀉血	136	**す**	
健側	126, 139	細胞外液	48	遮蔽	140	膵液	14
倦怠感	135	細胞小器官	41	シャント	140	髄鞘	130
顕著	132	細胞内液	48	重心	101	水晶体	29
原尿	24	細胞分裂	45	重篤	132	水素	106
肩峰	129	細胞膜	41	羞明	136	水素イオン	114
原発疹	135	鎖肛	136	絨毛	14	膵臓	14, 38
		左心室	20	重力	91	垂直抗力	91
こ		左心房	20	手掌	129	出納	140
		嗄声	127	腫脹	136	スパイロメーター	140
コアグラ	143	サチュレーション	139	腫瘍	136		
口渇	135	サマリー	139	腫瘤	136	**せ**	
交感神経	32	作用点	91, 98	消化	13		
後屈	141	酸塩基平衡	129	消化液	14	生活扶助	140
膠原病	135	三叉	129	消化管	13	清拭	140
抗コリン作用	139	残渣	142	消化酵素	14	脆弱	127
虹彩	29	残滓	142	踵骨	130	静水圧	142
膠質浸透圧	129	産褥	129	硝子体	29	整数	61
恒常性	35, 132	酸性	113	小数	61	精巣	38
甲状腺	38	三尖弁	20	小数点	61	正中皮静脈	130
甲状腺ホルモン	38	酸素	17, 106	状態変化	117	成長ホルモン	36, 38
口唇	129, 132	酸素ボンベ	88	小脳	28	制吐薬	140
酵素	129	三半規管	29	漿膜	130	脊髄	27, 28
拘束性	132	三方活栓	139	静脈	18	舌	29
抗体	129			静脈血	18	舌下	130
紅潮	135	**し**		食塩	110	赤血球	20
喉頭	129			褥瘡	99, 127	鑷子	127
絞扼性イレウス	135	肢位	141	褥婦	140	舌苔	136
抗利尿作用	38	シーシー	57	蹠行性	136	遷延	132
合力	91	哆開	132	食塊	140	穿孔	136
誤嚥	135	視覚	29	触覚	29	穿刺	140
鼓音	135	弛緩	132, 136, 139	自律神経	27, 32	染色体	41, 42
呼吸性アシドーシス	114	時間	81	自律神経系	35	仙髄	28
呼吸性アルカローシス	114	糸球体	24	磁力	91	尖足	136
こげ	144	施行	142	呻吟	136	喘息	136
骨粗鬆症	135	示指	129	神経	27	センチメートル	58
鼓膜	29	支持基底面	101	神経叢	130	疝痛	136
コラーゲン	12	脂質	14	侵襲	132	蠕動	130
ゴルジ体	41	四捨五入	69	滲出液	130	喘鳴	136
コルチゾール	36, 38	耳小骨	29	浸潤	132	譫妄	137
昏睡	135	耳朶	129	腎小体	24		
混濁	135	膝窩	129	腎髄質	24	**そ**	
		膝胸位	141	心臓	18		
さ		湿性	132	腎臓	24	増悪	132
		質量パーセント濃度	118	靱帯	130	掻爬	140
サーチ / サット	139	支点	98	浸透	48	蒼白	132

僧帽弁	20
掻痒感	137
塞栓	137
咀嚼	130
組成	142
粗面小胞体	41
蹲踞	141
尊厳	142

た

体位変換	99
体細胞分裂	44
胎脂	130
代謝性アシドーシス	114
代謝性アルカローシス	114
体循環	18
代償	130
大静脈	20
体性神経	27
体積	57
大泉門	130
代替	142
大動脈	20
大動脈弁	20
大脳	28
唾液	14
タキる	144
ダグラス窩	130
足し算	51
胆汁	14
炭素	106
胆嚢	14
タンパク質	14, 46

ち

力の合成	92
力の分解	92
力のモーメント	97
窒素	106
チミン	45
治癒	142
中耳	29
注射薬	78
中心体	41
中枢神経	27
中脳	28
腸液	14
聴覚	29
貼付	140

つ

直腸子宮窩	130
鎮静	140

て

通分	66

啼泣	133
底屈	141
泥状便	137
滴下数	84
滴下速度	83, 85
てこの原理	98
デシリットル	58
テストステロン	38
鉄	106
電解質	109
転写	46
点滴	83, 84

と

銅	106
透過性	130
動悸	137
橈骨	130
糖質	14
糖質コルチコイド	36
洞性徐脈	137
透析	140
洞調律	143
疼痛	137
動脈	18
動脈血	18
動脈血酸素飽和度	139
吐血	137
床ずれ	99
努責	130
トランスファーRNA	46
トリプシン	14
貪食	130
鈍麻	133

な

内耳	29
内分泌	131
内分泌系	35
内分泌腺	35

ナトリウム	106
ナトリウムイオン	110
喃語	140

に

二酸化炭素	17
二重らせん構造	45
二峰性	133
乳化	14
尿	23
尿素	23
妊孕性	131

ぬ

ヌクレオチド	45

ね

粘稠	133

の

脳	27, 28
脳下垂体	38
脳幹	28
囊胞	137

は

肺	17
徘徊	137
背屈	141
肺循環	18
肺静脈	20
肺動脈	20
肺動脈弁	20
肺胞	17
麦穂帯	140
白癬	137
剝離	140
曝露	142
播種性	126
バス	144
バスキュラーアクセス	140
バソプレシン	38
白血球	20
発露	133
鼻	29
速さ	81

ひ

パルスオキシメーター	73
汎血球減少	137
瘢痕	137
反射	27

比	77
ヒアルロン酸	13
pH	113
皮下気腫	137
被殻	131
引き算	51
腓骨神経麻痺	137
鼻汁	131
肥大	137
左右短絡	137
飛沫	142
びまん	126
百分率	70
標的器官	35
日和見感染症	137
びらん	126

ふ

ファウラー位	141
不可逆的	126
不感蒸泄	131
副交感神経	32
複雑性イレウス	135
輻射	140
副腎	38
輻輳	131
腹部大動脈瘤	143
不顕性	133
浮腫	138
沸点	117
不定愁訴	138
ブドウ糖	14, 36
吻合	141
分子	105
分子量	118
分数	65
噴門	131

へ

臍	131
ペプシン	14
ペプチダーゼ	14

148

ヘモグロビン	20, 73
ベル麻痺	138
弁	19
胼胝	138

ほ

蜂窩織炎（蜂巣炎）	138
萌出	131
泡沫状	133
ボウマン嚢	24
母指	131
発赤	138
ボディメカニクス	99
ホメオスタシス	35
ホルモン	35
翻訳	46

ま

マグネシウム	106
マグネシウムイオン	110
摩擦力	91, 94
睫毛	131
末梢	142
末梢神経	27
麻痺	138
マルク	144
マルターゼ	14
マンガン	106

み

味覚	29
ミトコンドリア	41
ミネラル	106
未満	69
耳	29
耳朶	129
ミリ	57
ミルキング	141

む

霧視	138
ムンテラ	141

め

目	29
メガパスカル	88

メタ	144
メッセンジャーRNA	46
眩暈	138

も

毛細血管	18, 48
網膜	29
モノグリセリド	14
モル	118
モル濃度	118

や

薬液	78
約分	67

ゆ

融点	117
幽門	131
癒着	138

よ

腰髄	28
ヨウ素	106
横シーツ	141

ら

落屑	131
ラパ・ラパロ	144
卵巣	38

り

罹患	133
力点	98
リソソーム	41
リットル	57
リパーゼ	14
リボソーム	41, 42, 46
流涎	131
流量	83, 84
量	81
リン	106

る

るい痩	133

ルンバール	144

れ

冷汗	138
レシピエント	141
レビン	144
攣縮	138

ろ

瘻孔	138
漏出	133
漏出液	130
老廃物	23
ローリング	141
ろ過	24
呂律	131

わ

ワイセ	144
割合	70
割り算	51
彎曲／湾曲	133

● 記号・欧文索引 ●

記号

―	51
%	71
:	77
+	51
=	52
×	51
÷	51

ギリシャ文字

α細胞	38
β細胞	38

A

AAA	143
AF	143
ATP	41

C

C	106
Ca	106
Ca^{2+}	110
cc	57
Cl^-	110
cm	58
CPA	144
CPR	144
CS	143
Cu	106
CVポート	139

D

dL	58
DNA	41, 42
DVT	144

F

Fe	106

G

g（グラム）	57
g/dL	73

H

H	106
H^+	114

I

I（ヨウ素）	106
IC	143

K

K	106
K^+	110

L

L（リットル）	57
LMP	143

M

m（ミリ）	57
Mg	106
mg/mL	73
Mg^{2+}	110
Mn	106
mol	118
MPa	88
MSW	143

N

N	106
Na	106
Na^+	110
NaCl	110
Nの先生	144

O

O	106

P

P	106
PCI	144
pH	113
Pt	143

R

RNA	46

S

SAH	143
SpO_2	73, 139

V

VA	140
VF	144
VT	144

W

WPW症候群	133

X

x	52
XX型	43
XY型	43

Z

Zn	106

監 修

吉田 友昭　　藤田医科大学医学部医学科 生物学　教授
（よしだ　ともあき）

カバー，本文デザイン
株式会社 ARENSKI（アレンスキー）

イラスト
Ran Oishi

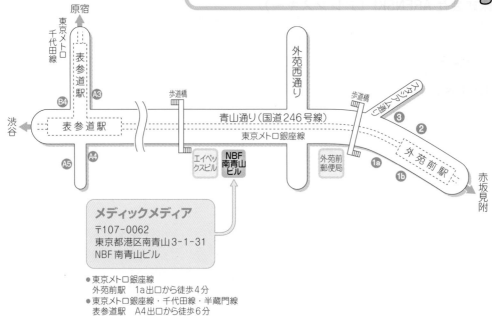

メディックメディア
〒107-0062
東京都港区南青山3-1-31
NBF 南青山ビル

● 東京メトロ銀座線
　外苑前駅　1a出口から徒歩4分
● 東京メトロ銀座線・千代田線・半蔵門線
　表参道駅　A4出口から徒歩6分

看護初年度 コレダケ

―生物，数学，物理，化学，ことば―　第1版

2020年　3月　18日　第1版第1刷　発行

● 落丁・乱丁はお取替えいたしますので，
　小社営業部までご連絡ください．
　eigyo@medicmedia.com
● 書籍の内容に関するお問い合わせは，
　「書籍名」「版数」「該当ページ」
　を明記のうえ，下記からご連絡ください．
　https://www.medicmedia.com/contact/

● 本書の一部あるいは全部を，無断で
　複製，転載すること，インターネットで
　掲載することは，著作者および出版社
　の権利の侵害となります．あらかじめ小
　社に許諾をお求めください．

● 本書を無断で複写する行為（コピー，
　スキャンなど）は，「私的使用のための
　複製」など著作権法上の限られた例外
　を除き，禁じられています．また，複写
　物やスキャンデータを他者へ譲渡・販
　売することも違法となります．

編　　集　　医療情報科学研究所
発行者　　岡庭　豊
発行所　　株式会社　メディックメディア
　　　　　　〒107-0062 東京都港区南青山3-1-31
　　　　　　　　　　　　　NBF 南青山ビル
　　　　　　（営業）　TEL　03-3746-0284
　　　　　　　　　　　FAX　03-5772-8875
　　　　　　（編集）　TEL　03-3746-0282
　　　　　　　　　　　FAX　03-5772-8873
　　　　　　　　　　　https://www.medicmedia.com/
印　　刷　　倉敷印刷株式会社

Printed in Japan　ⓒ 2020 MEDIC MEDIA
ISBN978-4-89632-791-5

● 重さの単位 (57ページ)

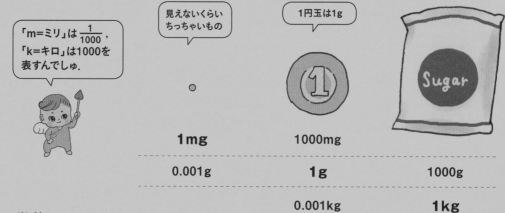

1mg	1000mg		
0.001g	**1g**	1000g	
	0.001kg	**1kg**	

● 体積の単位 (58ページ)

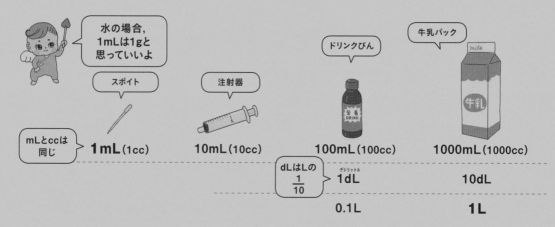

1mL(1cc)	10mL(10cc)	100mL(100cc)	1000mL(1000cc)
		1dL	10dL
		0.1L	**1L**

● 長さの単位 (58ページ)

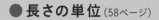

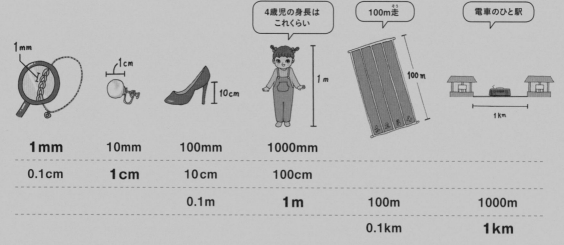

1mm	10mm	100mm	1000mm		
0.1cm	**1cm**	10cm	100cm		
	0.1m	**1m**	100m	1000m	
			0.1km	**1km**	

● 時間の単位 (84ページ)

1時間 ＝ 60分　　　1分 ＝ 60秒

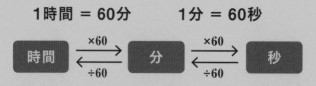

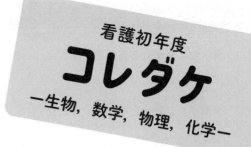

看護初年度
コレダケ
一生物，数学，物理，化学一

まとめテスト

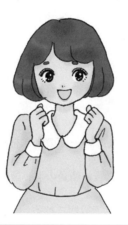

番　号	
氏　名	

1. 生　物

1 食べ物に含まれる養分を身体がとりこみやすいように小さくすることを（　　　　　　　）という.

2 分解された養分を取り込むことを（　　　　　　　）という.

3 コラーゲンは，（　　　　　　　）がつながったたんぱく質の一種である.

4 アミノ酸は，（　　　　　　　）（　　　　　　　）（　　　　　　　）（　　　　　　　）などに使われる.

5 唾液には（　　　　　　　）が含まれている.

6 胃液には（　　　　　　　）が含まれている.

7 膵液には（　　　　　　　）（　　　　　　　）（　　　　　　　）（　　　　　　　）が含まれている.

8 小腸には（　　　　　　　）（　　　　　　　）などが含まれている.

9 糖質は（　　　　　　　）（　　　　　　　）などによって，ブドウ糖に分解される.

10 タンパク質は（　　　　　　　）（　　　　　　　）（　　　　　　　）（　　　　　　　）によって，アミノ酸に分解される.

11 脂質は（　　　　　　　）によって，モノグリセリド，脂肪酸に分解される.

12 （　　　　　　　）は脂肪を乳化してリパーゼの働きを助ける.

13 （　　　　　　　）は糖質・タンパク質・脂質の消化酵素をすべて含んでいる.

14 大部分の栄養素は（　　　　　　　）で吸収される.

15 分解されたブドウ糖とアミノ酸は（　　　　　　　）へ流れる.

16 分解されたモノグリセリドと脂肪酸は（　　　　　　　）へ流れる.

17 からだを動かすエネルギーを作り出すには（　　　　　　　）が必要である.

18 酸素は（　　　　　　　）で取り込まれる.

19 取り込まれたあと，（　　　　　　　）と交換される.

20 肺で血液がO_2をもらいCO_2をわたす循環を（　　　　　　　）という.

21 全身で血液がO_2をわたしCO_2をもらう循環を（　　　　　　　）という.

22 毛細血管は（　　　　　　　）や（　　　　　　　　）に O_2 をわたす.

23 主に，動脈が（　　　　　　　　）を運び，静脈が（　　　　　　　）を運ぶ.

24 肺では，動脈が（　　　　　　　）を運び，静脈が（　　　　　　　）を運ぶ.

25 酸素が多い血液を（　　　　　　　）という.

26 酸素が少ない血液を（　　　　　　）という.

27 壁が厚く弾力性がある血管は（　　　　　　）である.

28 壁がうすく弁がある血管は（　　　　　）である.

29 O_2 を運ぶヘモグロビンを含む細胞は（　　　　　　）である.

30 細菌などの異物を取り除く細胞は（　　　　　）である.

31 出血したときに血液を固める細胞は（　　　　　　）である.

32 栄養分や不要物を運ぶ，血液の液体成分を（　　　　　）という.

33 以下の図の空欄を埋めましょう.

①（　　　　　　）　　②（　　　　　　）
③（　　　　　　）　　④（　　　　　　）
⑤（　　　　　　）
⑦（　　　　　　）　　⑥（　　　　　　）
　　　　　　　　　　⑧（　　　　　　）
　　　　　　　　　　⑩（　　　　　　）
⑨（　　　　　　）
⑪（　　　　　　）　　⑫（　　　　　　）

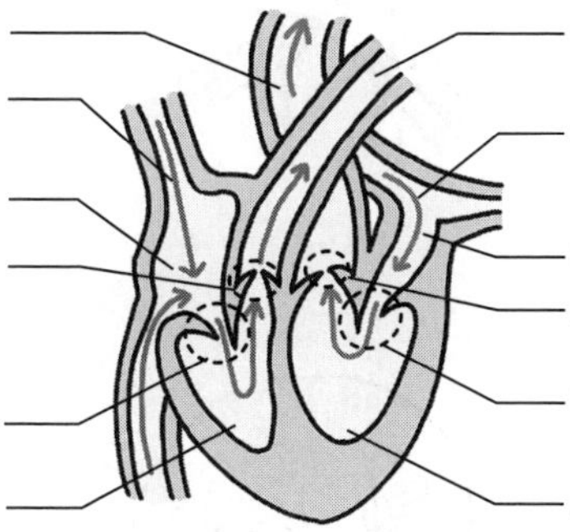

34 尿には（　　　　　　）と（　　　　　　　）が含まれている.

35 肝臓で，体にとって危険なものを安全なものに変えることを（　　　　　　[A]）という.

36 アンモニアが [A] されると（　　　　　　　）になる.

37 名前を埋めてみよう.

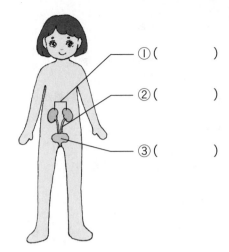

①(　　　　　)

②(　　　　　)

③(　　　　　)

38 腎臓をなぞってみよう.

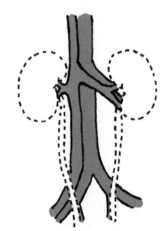

39 名前を埋めてみよう.

①(　　　　　　　)

②(　　　　　　　)

③(　　　　　　)

40 腎臓では(　　　　　　)と(　　　　　　　)が行われる.

41 糸球体で, 大きめで体に必要なものを残すことを(　　　　　　)という.

42 尿細管で, 小さめで体に必要なものを残すことを(　　　　　　)という.

43 大きめで体に必要なものには(　　　　　)や(　　　　　　)がある.

44　小さめで体に必要なものには
　　(　　　　　　　　)(　　　　　　　　)(　　　　　　　　　)などの栄養素や
　　(　　　　　　　　)(　　　　　　　　)(　　　　　　　　　)などの電解質がある.

45　神経は, 脳や脊髄などの(　　　　　　　　　)神経と, 皮膚や筋肉など身体中に分布する
　　(　　　　　　)神経の2つに分けられる.

46　末梢神経には, 皮膚の感覚を脊髄に伝える(　　　　　　　　　)神経と, 脊髄からの命令を筋肉
　　に伝える(　　　　　　)神経がある.

47　脊髄など, 大脳以外が運動の命令を出す場合を(　　　　　　　　)という.

48　脳は(　　　　　　　)(　　　　　　　　), 脳幹に分けられ, 脳幹は(　　　　　　　　)
　　(　　　　　　　)(　　　　　　　　)に分けられる.

49　脊髄は(　　　　　　)(　　　　　　)(　　　　　　)(　　　　　　　)の4つに分け
　　られる.

50　光が目に入って脳に伝わる感覚を(　　　　　　　)という.

51　音が耳に入って脳に伝わる感覚を(　　　　　　　)という.

52　耳は(　　　　　　)(　　　　　　)(　　　　　　　)の3つに大きく分けられる.

53　舌から脳へ伝わる感覚を(　　　　　　)という.

54　鼻から脳へ伝わる感覚を(　　　　　　)という.

55　皮膚から脳へ伝わる感覚を(　　　　　　)という.

56　名前を埋めてみよう.

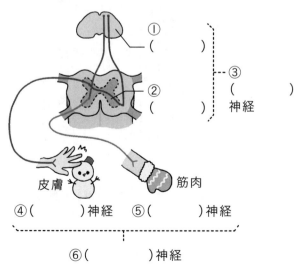

①
(　　　　　　)

②
(　　　　　)

③
(　　　　　　)
神経

皮膚
④(　　　)神経　⑤(　　　)神経

⑥(　　　　)神経

筋肉

57　反射のときの通り道をなぞってみよう.

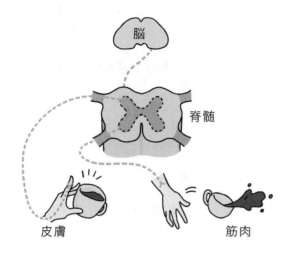

脳

脊髄

皮膚　　　　　　　筋肉

58　下の名前を選んで空欄を埋めよう. ⑦〜⑩は自分で埋めてみよう.

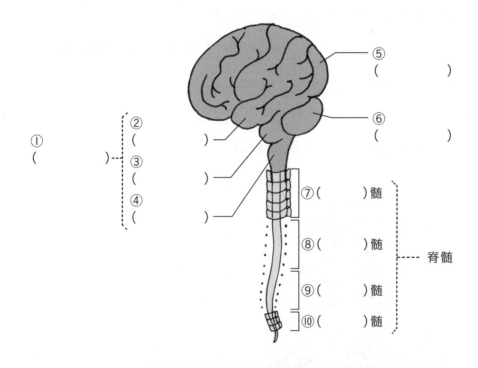

①
(　　　　　)

②
(　　　　)

③
(　　　　)

④
(　　　　)

⑤
(　　　　　　)

⑥
(　　　　　　)

⑦ (　　　　) 髄

⑧ (　　　　) 髄

⑨ (　　　　) 髄

⑩ (　　　　) 髄

脊髄

中脳・大脳・延髄・橋・小脳・脳幹

59　下の名前を選んで空欄を埋めよう.

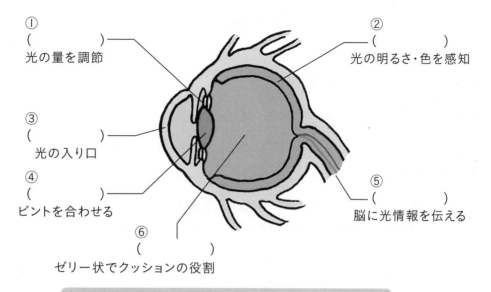

①
（　　　　　　　）
光の量を調節

②
（　　　　　　　）
光の明るさ・色を感知

③
（　　　　　　　）
光の入り口

④
（　　　　　　　）
ピントを合わせる

⑤
（　　　　　　　）
脳に光情報を伝える

⑥
（　　　　　　　）
ゼリー状でクッションの役割

角膜 ・ 視神経 ・ 網膜 ・ 硝子体 ・ 虹彩 ・ 水晶体

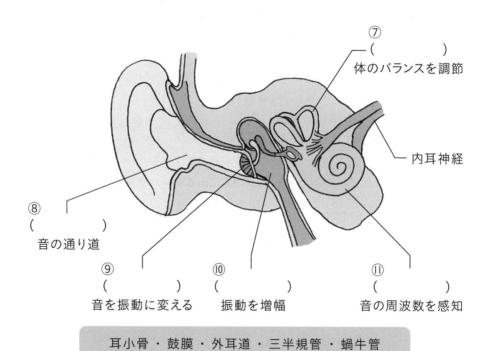

⑦
（　　　　　　　）
体のバランスを調節

内耳神経

⑧
（　　　　　　　）
音の通り道

⑨
（　　　　　　　）
音を振動に変える

⑩
（　　　　　　　）
振動を増幅

⑪
（　　　　　　　）
音の周波数を感知

耳小骨 ・ 鼓膜 ・ 外耳道 ・ 三半規管 ・ 蝸牛管

60　体内で作られ，血液に乗ってほかの臓器まで届いて作用する手紙のような物質のことを
（　　　　　　　[B]）という.

61　[B]を作り，分泌する部位のことを（　　　　　　　）と呼ぶ.

62 [B] が届き，作用する部位を（　　　　　　　）と呼ぶ．

63 体に危険が迫っているときや興奮しているときに分泌されるホルモンの1つに（　　　　　　　）がある．

64 血糖とは（　　　　　　　）に含まれる（　　　　　　　）のことである．

65 血糖値を下げる働きのある唯一のホルモンは（　　　　　　[C]）である．

66 [C] はグルコースを主に（　　　　　　）（　　　　　　　）などに取り込ませることで血糖値を下げている．

67 運動時は，（　　　　　　　）のグルコース取り込み量が増えるため，血糖値は（ 上がる or 下がる ）．そして，（ 肝臓 or 腎臓 ）のグルコース放出量が増加する．

68 ①〜⑨に当てはまるホルモンの名前を書きましょう．

下垂体前葉：（①　　　　　　　）→成長促進

下垂体後葉：（②　　　　　　　）→抗利尿作用

甲状腺　　：（③　　　　　　　）→ほかのホルモンの分泌促進，血糖値上昇，代謝促進

副腎髄質　：（④　　　　　　　）→血糖値上昇，興奮

副腎皮質　：（⑤　　　　　　　）→ Na$^+$ 再吸収の促進

膵臓 α 細胞：（⑥　　　　　　　）→血糖値上昇

膵臓 β 細胞：（⑦　　　　　　　）→血糖値低下

精巣　　　：（⑧　　　　　　　）→二次性徴（男子）

卵巣　　　：（⑨　　　　　　　）→二次性徴（女子）

69 細胞小器官の働きについて，正しいものを線で結びましょう．

A 細胞膜　　　　　●　　　　　● a DNA が収納されている．

B 核　　　　　　●　　　　　● b 細胞の外に出るタンパク質に「化粧」をする．

C リボソーム　　●　　　　　● c ATP を作る．

D ゴルジ体　　　●　　　　　● d タンパク質を作る．

E 滑面小胞体　　●　　　　　● e 脂質合成，カルシウム貯蔵を行う．

F ミトコンドリア ●　　　　　● f 細胞内外を仕切り，物質の出入りを調整する．

70 1つの細胞には1つの（　　　　　　[D]）が存在している．

71 [D] は（　　　　　　[E]）を収納している．

72 [E] は長い（　　　　　　[F]）を折りたたんで小さくしている．

73 [F] は（　　　　　　）の本体として働く．

74 [F] は遺伝情報を保存し，（　　　　　　）されるほか，（　　　　　　　）の設計図にもなっている．

75 染色体は（　　　　　　　）本1組で存在していて，全部で（　　　　　　　）組ある．

76 ヒトの染色体は全部で（　　　　　　　）本（種類）ある．

77 染色体の23組目は（　　　　　　　）染色体と呼ばれ，（　　　　　　　）の決定に関係している．

78 性染色体上，男性は（　　　　　）型，女性は（　　　　　）型である．

79 （　　　　　　　）染色体には胎児期に男の身体を作る機能がある．

80 ヒトは，生きていくために1つの体細胞を2つに分ける（　　　　　　[G]）をしている．

81 [G] では分裂後の染色体数が（　　　　　）本である．

82 卵子や精子を作るときの細胞分裂を（　　　　　　[H]）という．

83 [H] では分裂後の染色体数が（　　　　　）本である．

84 ヒトの卵細胞の染色体数は（　　　　　）本である．

85 [F] は（　　　　　）構造である．

86 [F] の塩基には（　　　　　）（　　　　　）（　　　　　）（　　　　　）がある．

87 [F] は（　　　　　）本のポリヌクレオチド鎖がつながってできている．

88 塩基は（　　　　　）を合成するときに必要である．

89 [F] の遺伝情報を基にメッセンジャーRNAを作ることを（　　　　　）といい，
（　　　　　）で行われる．

90 メッセンジャーRNAの情報をもとにトランスファーRNAによってアミノ酸が配列されることを（　　　　　）といい，（　　　　　）で行われる．

91 RNAでは，チミンの代わりに（　　　　　）という塩基が使われる．

92 タンパク質の最小単位は（　　　　　[I]）である．

93 塩基（　　　　　）つの組み合わせで [I] の種類が決まる．

94 正しい組み合わせを線で結びましょう．
チミン　（T）●　　　　　●シトシン（C）
グアニン（G）●　　　　　●アデニン（A）

1 $2 \times -6 = ($ 　　　 $)$

2 $-8 \times -9 = ($ 　　　 $)$

3 $-6 \times -11 = ($ 　　　 $)$

4 $-4 \times -2 \times -5 = ($ 　　　 $)$

5 $-6 \times -9 \times 2 = ($ 　　　 $)$

6 $5 \div 3 = \dfrac{(\quad)}{(\quad)}$

7 $150 \div 538 = \dfrac{(\quad)}{(\quad)}$

8 $\dfrac{90}{34} = ($ 　　　 $) \div ($ 　　　 $)$

9 $\dfrac{4}{50} = ($ 　　　 $) \div ($ 　　　 $)$

10 $1/8 = ($ 　　　 $) \div ($ 　　　 $)$

11 $50 \times 3 + 22 \times 6 = ($ 　　　 $)$

12 $48 \times 10 - 30 \div 5 = ($ 　　　 $)$

13 $9 \times 5 \times 4 \div 2 + 40 - 16 \div 4 = ($ 　　　 $)$

14 $126 \div 2 \times 4 - 15 \times 3 \div 9 + 76 = ($ 　　　 $)$

15 $(25 + 48 + 164) - 21 \div 3 = ($ 　　　 $)$

16 $64 \div 8 + 12 \times (154 + 308 - 14) = ($ 　　　 $)$

17 xを求めましょう.

① $5x = 500$

② $12x = 48$

③ $8x = 128$

④ $2x + 8 = 22$

⑤ $9x - 5 = 31$

⑥ $6x \times 3 = 162$

⑦ $7x \div 12 = 7$

18 クッキーが1枚50円で売っています. Aさんはお店で450円払はらいました. Aさんは何枚の
クッキーを買ったでしょう? xを使った式を用いて答えましょう.

答え：(　　　)枚

19 1本300円のバラと1本200円のカスミソウがあります. バラを3本選び, カスミソウを
何本か選んだところ, 2100円の花はな束たばになりました.
カスミソウは何本選んだでしょう? xを使った式を用いて答えましょう.

答え：(　　　)本

20 xを求めましょう.

① $3(x + 1) = 12$

② $8(5x - 4) = 368$

③ $6(9 - 2x) = 90$

④ $5(x - 2) = x + 6$

⑤ $3 + x = 4(12 - 2x)$

⑥ $8(5x - 20) = 2(18 + 6x)$

21 クッキー8枚をプレゼント用の袋ふくろにラッピングしてもらったところ, 550円でした.
ラッピング代は150円でした. クッキー1個の値段をxとしたときの計算式とxを求めましょう.

答え：(　　　)円

22 150円のたらこおにぎりと100円の梅おにぎりを合わせて20個買ったところ、2600円でした。たらこおにぎりの数をxとして、たらこおにぎりと梅おにぎり、それぞれ買った個数を求めましょう。

答え：たらこ（　　　　）個　　梅（　　　　）個

23 100円のノート1冊と20円のえんぴつを何本か入れたプレゼントを5つ用意しました。プレゼント用のラッピング代は1つにつき100円かかりました。全部で1200円だとすると、えんぴつは1つのラッピングに何本入れたことになるでしょう？ xを使った式を用いて答えましょう。

答え：（　　　　）本

24	1000 mg = (　　　　) g		**25**	10 g = (　　　　) mg
26	5000 g = (　　　　) kg		**27**	700 g = (　　　　) kg
28	1 mg = (　　　　) g		**29**	30 g = (　　　　) mg
30	1 L = (　　　　) mL		**31**	100 dL = (　　　　) L
32	100 mL = (　　　　) cc		**33**	500 cc = (　　　　) mL
34	10 cm = (　　　　) mm		**35**	8 mm = (　　　　) cm
36	1 m = (　　　　) mm		**37**	5 km = (　　　　) m
38	10 × 0.1 = (　　　　)		**39**	0.1 × 100 = (　　　　)
40	0.1 ÷ 10 = (　　　　)		**41**	0.001 × 100 = (　　　　)
42	5000 × 0.5 = (　　　　)		**43**	43200 ÷ 0.01 = (　　　　)
44	3.7 + 1.5 = (　　　　)		**45**	15 + 1.2 = (　　　　)
46	1.67 + 12.1 = (　　　　)		**47**	7.8 − 1.2 = (　　　　)
48	26.2 − 15.8 = (　　　　)		**49**	11.4 − 3.65 = (　　　　)
50	65 × 0.7 = (　　　　)		**51**	3.2 × 18.4 = (　　　　)
52	22.1 × 0.78 = (　　　　)		**53**	86.1 ÷ 6 = (　　　　)
54	24.12 ÷ 1.2 = (　　　　)		**55**	3.05 ÷ 0.4 = (　　　　)
56	6.7 + 11.8 − 1.26 = (　　　　)		**57**	1.3 × 25.6 × 0.26 = (　　　　)
58	102.3 − 2.91 × 6.2 = (　　　　)		**59**	2.9 × 62.7 + 87.2 ÷ 27.25 = (　　　　)

60 20個入りのアメを4人で分けるとき，1人何個になりますか.

答え（　　　　　　）個

61 500mLのペットボトルに入っているジュースを4人で分けるとき，1人何mLになりますか

答え（　　　　　　）mL

62 約分してみましょう.

① $\dfrac{150}{500}$　　　　② $\dfrac{28}{70}$　　　　③ $\dfrac{64}{160}$

④ $\dfrac{260}{400}$　　　　⑤ $\dfrac{98}{200}$

63 $\dfrac{5}{6}+\dfrac{1}{3}=($ 　　　　　$)$　　**64** $\dfrac{3}{8}+\dfrac{5}{12}=($ 　　　　　$)$

65 $\dfrac{10}{21}+\dfrac{3}{14}=($ 　　　　　$)$　　**66** $\dfrac{3}{14}-\dfrac{11}{56}=($ 　　　　　$)$

67 $\dfrac{7}{25}-\dfrac{4}{15}=($ 　　　　　$)$　　**68** $\dfrac{13}{54}-\dfrac{5}{81}=($ 　　　　　$)$

69 $\dfrac{2}{3}\div\dfrac{9}{5}=($ 　　　　　$)$　　**70** $\dfrac{5}{6}\div\dfrac{2}{3}=($ 　　　　　$)$

71 $\dfrac{7}{12}\div\dfrac{3}{4}=($ 　　　　　$)$　　**72** $\dfrac{9}{13}\div3=($ 　　　　　$)$

73 $12\div\dfrac{4}{3}=($ 　　　　　$)$　　**74** $6\div\dfrac{5}{8}=($ 　　　　　$)$

75 100gの5％は100×（　　　　　　）＝（　　　　　　）g

76 1Lの6％は1000×（　　　　　　）＝（　　　　　　）mL

77 1kgの50％は（　　　　　）×（　　　　　　）＝（　　　　　　）g

78 100mLの0.4％は100×（　　　　　　）＝（　　　　　　）mL

79 1200円のポーチが15％オフになった．いくらになりますか.

答え（　　　　　　）円

80 13800円のワンピースが60％オフで売っている．いくらになりますか.

答え（　　　　　　）円

81 65kgから5％体重が減少した．今の体重は何kgですか.

答え（　　　　　　）kg

82 時間＝（　　　　　　）÷（　　　　　　）

83 200Lたまる浴槽に5L/分の速さで湯を入れています．200Lたまるのにかかる時間を求めましょう.

答え（　　　　　　）分

84 1分間に100枚印刷できる速さ（100枚/分）のコピー機で3500枚印刷するのにかかる時間を求めましょう．

答え（　　　　　　）分

85 家から学校まで2400mあります．1分間に80m進む速さ（80m/分）のAさんが学校に着くのは何分後か求めましょう．

答え（　　　　　　）分

86 距離＝（　　　　　　）×（　　　　　　）

87 8L/分の速さで15分間浴槽に湯をためました．現在浴槽にたまっている湯の量を求めましょう．

答え（　　　　　　）L

88 1分間に300枚印刷できる速さ（300枚/分）のコピー機があります．現在コピーを開始して5分が経過した．印刷された枚数を求めましょう．

答え（　　　　　　）枚

89 1分間に200m進む速さ（200m/分）で自転車をこぐBさんが，30分間こいでいます．走った距離を求めましょう．

答え（　　　　　　）km

90 速さ＝（　　　　　　）÷（　　　　　　）

91 1500Lの湯がたまる浴槽を満たすのに5分かかりました．湯が出る速さ（L/分）を求めましょう．

答え（　　　　　　）L/分

92 コピー機で20分間印刷したら8000枚印刷することができました．1分あたりに印刷できる速さ（枚/分）を求めましょう．

答え（　　　　　　）枚/分

93 Cさんは50分間散歩して5000mの距離を歩いていました．Cさんが歩いた1分あたりの速さ（m/分）を求めましょう．

答え（　　　　　　）m/分

13

3. 物 理

1 地球が物体を地球の中心に向かって引く力を（　　　　　　[A]）という.

2 面に接した物体が，面から垂直に受ける力（　　　　　　[B]）という.

3 下の図に，[A] と [B] の矢印を書きましょう.

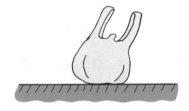

4 2つの力が合わさった力を（　　　　　　[C]）という.

5 下の図のaとbとを合わせた力 [C] の矢印を書いてみよう.

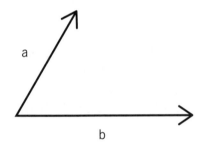

6 下の図のaとbとでは，どちらの [C] が大きいでしょう.

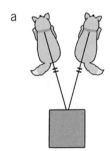
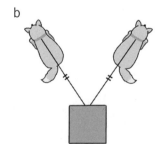

7　床の上に置いた物を動かそうとするとき，床と物が触れ合う面に，動く向きと逆向きにはたらく力を（　　　　　　　[D]）という.

8　[D] の大きさは物体の（　　　　　　　）で変わる.

9　スパナを短く持つとナットをしめるのに必要な力は（ 大きく or 小さく ）なる.

10　スパナを長く持つとナットをしめるのに必要な力は（ 大きく or 小さく ）なる.

11　力のモーメントを大きくするには回転中心からの距離を（ 長く or 短く ）すればよい.

12　力が作用する点を（　　　　　　　）という.

13　回転の中心になる点を（　　　　　　　）という.

14　力を加える点を（　　　　　　　）という.

15　バールを短く持つようにすると，クギを抜くのに必要な力は（ 大きく or 小さく ）なる.

16　力のモーメントを大きくするには支点と力点の距離を（ 長く or 短く ）すればよい.

17　重力の中心のことを（　　　　　　　）という.

18　物体の重力を支えている面のことを（　　　　　　　）という.

19　姿勢を安定させて倒れにくくするには，重心を（ 低く or 高く ）し，支持基底面を（ 狭く or 広く ）すればよい.

4. 化 学

1 すべての物質は,（　　　　　　　　[A]）が組み合わさってできている.

2 [A] の種類を（　　　　　　　[B]）と呼ぶ.

3 [B] はアルファベットの（　　　　　　　[C]）で表すことができる.

4 （　　　　　　　）とは [C] を使って化学物質を表したものである.

5 人のからだには主に（　　　　　）（　　　　　）（　　　　　）（　　　　　）
　の4つの元素からできている.

6 からだの生理機能を維持したり,調整したりするのに必要な成分のことを
　（　　　　　　[D]）という.

7 浸透圧やpHを調節している [D] は,（　　　　　）や（　　　　　）である.

8 水に溶けたときに（　　　　　　[E]）の状態になるものを電解質という.

9 [E] には,電子を離した（　　　　　　）と電子を受け取った（　　　　　）がある.

10 食塩（NaCl）は,水に溶けたとき（　　　　　）と（　　　　　）の [E] に分かれる.

11 以下の図の空欄を埋めましょう.

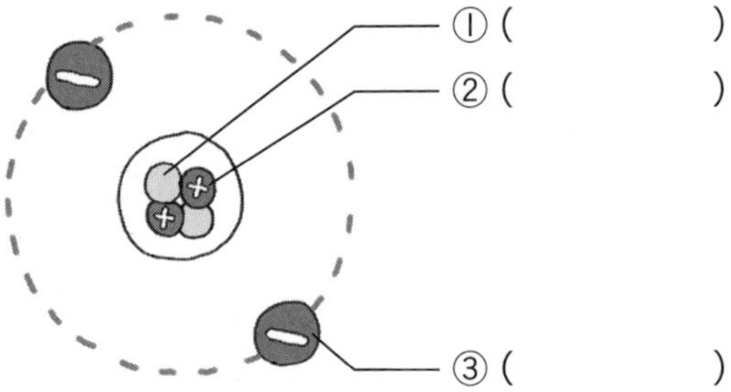

① （　　　　　）
② （　　　　　）
③ （　　　　　）

12 イオンの名前とそのはたらきを線で結んでみよう. 複数のはたらきがあるイオンもあります.
　A　Na$^+$（ナトリウムイオン）　●　　　　　● a　浸透圧を調節する. 神経伝達や筋収縮に必要.
　B　K$^+$（カリウムイオン）　●　　　　　● b　骨や歯をつくる.
　C　Mg^{2+}（マグネシウムイオン）●　　　　　● c　血圧を正常に保つ.
　D　Ca^{2+}（カルシウムイオン）●　　　　　● d　血液凝固に必要.
　E　Cl$^-$（塩化物イオン）　●　　　　　● e　胃酸の成分になる.

13 青色リトマス紙につけると赤色に変わるのは（ 酸性　or　アルカリ性 ）である.

14 液体が酸性かアルカリ性かは,（　　　　　　　　　　[F]）の濃さで決まる.
　　[F]が多いと（ 酸性 or アルカリ性 ）である.

15 酸性，アルカリ性の度合いは（　　　　　　　　[G]）を使って数字で表す.
　　数字が大きいほど（ 酸性 or アルカリ性 ）である.

16 以下の体液の[G]を下の1〜5より選んでみよう.
　　A　胃液
　　B　尿
　　C　腸液
　　D　血液

　　a　4.5〜7　　　b　8　　　c　7.4　　　d　1〜2　　　e　12

17 物質が温度などの変化によって固体・液体・気体に変化することを（　　　　　　　）という.

18 固体が液体になるときの温度を（　　　　　　　）という.
　　液体が気体になるときの温度を（　　　　　　　）という.

答　え

1. 生物

1 消化　　2 吸収　　3 アミノ酸　　4 筋肉，エネルギー，神経伝達物質，コラーゲン

5 アミラーゼ　　6 ペプシン　　7 アミラーゼ，キモトリプシン，トリプシン，リパーゼ

8 マルターゼ，ペプチターゼ　　9 アミラーゼ，マルターゼ

10 ペプシン，キモトリプシン，トリプシン，ペプチターゼ　　　　11 リパーゼ

12 胆汁　　13 膵液　　14 小腸　　15 血管　　16 リンパ管　17 酸素（O_2）

18 肺　　19 二酸化炭素（CO_2）　　20 肺循環　　21 体循環　　22 臓器，器官

23 O_2／CO_2　24 CO_2／O_2　25 動脈血　26 静脈血　27 動脈　28 静脈

29 赤血球　30 白血球　31 血小板　32 血漿

33 ① 大動脈　② 肺動脈　③ 大静脈　④ 肺静脈　⑤ 右心房　⑥ 左心房　⑦ 肺動脈弁

　　⑧ 大動脈弁　⑨ 三尖弁　⑩ 僧帽弁　⑪ 右心室　⑫ 左心室

34 水分，老廃物　　35 解毒　　36 尿素　　37 ① 腎臓　② 尿管　③ 膀胱

39 ① 腎髄質　② 腎皮質　③ 尿管　40 ろ過，再吸収　　41 ろ過　　　　42 再吸収

43 血球，大きめのタンパク質　　44 グルコース，アミノ酸，ビタミン／Na^+，Cl^-，K^+

45 中枢／末梢　　46 感覚／運動　47 反射　　48 大脳，小脳／中脳，橋，延髄

49 頸髄，胸髄，腰髄，仙髄　　50 視覚　　51 聴覚　　52 外耳，中耳，内耳

53 味覚　　54 嗅覚　　55 触覚

56 ① 脳　② 脊髄　③ 中枢　④ 感覚　⑤ 運動　⑥ 末梢

58 ① 脳幹　② 中脳　③ 橋　④ 延髄　⑤ 大脳　⑥ 小脳　⑦ 頸　⑧ 胸　⑨ 腰　⑩ 仙

59 ①虹彩　②網膜　③角膜　④水晶体　⑤視神経　⑥硝子体　⑦三半規管　⑧外耳道　⑨鼓膜

　　⑩耳小骨　⑪蝸牛管

60 ホルモン　　61 内分泌腺　　62 標的器官　　63 アドレナリン

64 血液中／グルコース（ブドウ糖）　　65 インスリン　　66 骨格筋，脂肪組織

67 骨格筋／下がる／肝臓

68 ① 成長ホルモン　② バソプレシン　③ 甲状腺ホルモン　④ アドレナリン

　　⑤ アルドステロン　⑥ グルカゴン　⑦インスリン　⑧ テストステロン　⑨ エストロゲン

69 A−f　B−a　C−d　D−b　E−e　F−c

70 核　　71 染色体　　72 DNA　　73 遺伝子

74 コピー（複製）／タンパク質　75 2／23　76 46　　77 性／性別　　78 XY／XX

79 Y　　80 体細胞分裂　　81 46　　82 減数分裂　83 23　　84 23

85 二重らせん　　86 グアニン，シトシン，アデニン，チミン　　87 2

88 タンパク質　　89 転写／核　　90 翻訳／リボソーム　　91 ウラシル

92 アミノ酸　93 3　　94 チミン−アデニン　シトシン−グアニン

2. 数学

1 −12　　2 72　　3 66　　4 −40　　5 108

6 $\dfrac{5}{3}$　　7 $\dfrac{150}{538}$　　8 90／34　　9 4／50

10 1／8　　**11** 282　　**12** 474　　**13** 126　　**14** 323

15 230　　**16** 5384　　**17** ①100　②4　③16　④7　⑤4　⑥9　⑦12

18 50x＝450／x＝9（枚）　　**19** 300×3＋200x＝2100／x＝6（本）

20 ①3　②10　③−3　④4　⑤5　⑥7　　**21** 8x＋150＝550／x＝50（円）

22 150x＋100（20−x）＝2600／x＝12　たらこ12個．20−12＝8で梅8個．

23 5（100＋20x＋100）＝1200　2本　　**24** 1　　**25** 10000　　**26** 5

27 0.7　　**28** 0.001　　**29** 30000　　**30** 1000　　**31** 10　　**32** 100

33 500　　**34** 100　　**35** 0.8　　**36** 1000　　**37** 5000　　**38** 1

39 10　　**40** 0.01　　**41** 0.1　　**42** 2500　　**43** 4320000　　**44** 5.2

45 16.2　　**46** 13.77　　**47** 6.6　　**48** 10.4　　**49** 7.75　　**50** 45.5

51 58.88　　**52** 17.238　　**53** 14.35　　**54** 20.1　　**55** 7.625　　**56** 17.24

57 8.6528　　**58** 84.258　　**59** 185.03　　**60** $20÷4＝\dfrac{20}{4}＝5$個　　**61** $500÷4＝\dfrac{500}{4}＝125$ml

62 ①$\dfrac{3}{10}$　②$\dfrac{2}{5}$　③$\dfrac{2}{5}$　④$\dfrac{13}{20}$　⑤$\dfrac{49}{100}$　　**63** $\dfrac{5}{6}＋\dfrac{2}{6}＝\dfrac{7}{6}$　　**64** $\dfrac{9}{24}＋\dfrac{10}{24}＝\dfrac{19}{24}$

65 $\dfrac{20}{42}＋\dfrac{9}{42}＝\dfrac{29}{42}$　　**66** $\dfrac{12}{56}－\dfrac{11}{26}＝\dfrac{1}{56}$　　**67** $\dfrac{21}{75}－\dfrac{20}{75}＝\dfrac{1}{75}$　　**68** $\dfrac{39}{162}－\dfrac{10}{162}＝\dfrac{29}{162}$

69 $\dfrac{2}{3}×\dfrac{5}{9}＝\dfrac{10}{27}$　　**70** $\dfrac{5}{6}×\dfrac{3}{2}＝\dfrac{15}{12}＝\dfrac{5}{4}$　　**71** $\dfrac{7}{12}×\dfrac{4}{3}＝\dfrac{28}{36}＝\dfrac{7}{9}$

72 $\dfrac{9}{13}×\dfrac{1}{3}＝\dfrac{3}{13}$　　**73** $12×\dfrac{3}{4}＝9$　　**74** $6×\dfrac{5}{8}＝\dfrac{30}{8}＝\dfrac{15}{4}$

75 0.05／5　　**76** 0.06／60　　**77** 1000／0.5／500　　**78** 0.004／0.4

79 1200×0.85＝1020円　　**80** 13800×0.4＝5520円　　**81** 65×0.95＝61.75kg

82 量（距離）／速さ　　**83** 40分　　**84** 35分　　**85** 30分　　**86** 速さ／時間

87 120L　　**88** 1500枚　　**89** 6000m（6km）　　**90** 量（距離）／時間　　**91** 300L

92 400枚／分　　**93** 100m／分

3. 物　理

1 重力　　**2** 垂直抗力　　**4** 合力　　**6** a　　**7** 摩擦力

8 重さ　　**9** 大きく　　**10** 小さく　　**11** 長く

12 作用点　　**13** 支点　　**14** 力点　　**15** 大きく

16 長く　　**17** 重心　　**18** 支持基底面　　**19** 低く／広く

4. 化　学

1 原子　　**2** 元素　　**3** 元素記号　　**4** 化学式

5 酸素，炭素，水素，窒素　　**6** ミネラル　　**7** Na（ナトリウム）／K（カリウム）

8 イオン　　**9** 陽イオン／陰イオン　　**10** Na^+／Cl^-

11 ① 中性子　② 陽子　③ 電子　　**12** A－a　　B－a, c　　C－b　　D－b, d　　E－a, e

13 酸性　　**14** H^+／酸性　　**15** pH／アルカリ性　　**16** A－d　　B－a　　C－b　　D－c

17 状態変化　　**18** 融点／沸点

MEDIC MEDIA

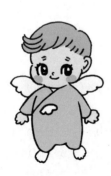

看護初年度コレダケ ー生物，数学，物理，化学，ことばー
別冊付録　［分売不可］
株式会社メディックメディア